こころと
からだの
感性をみがく

子育て整体

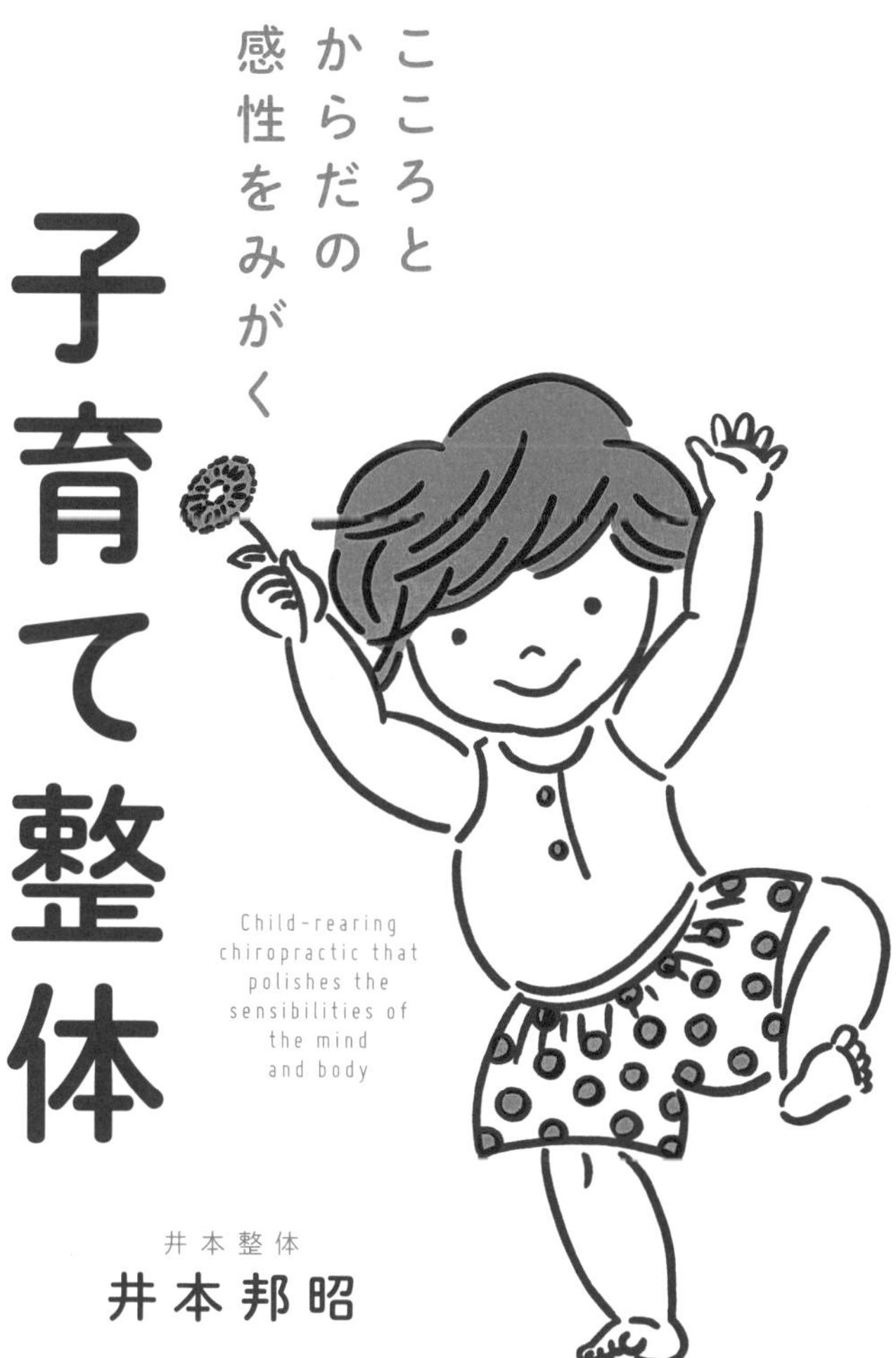

Child-rearing
chiropractic that
polishes the
sensibilities of
the mind
and body

井本整体
井本邦昭

PHP研究所

整体で、たくましいこころとからだをつくる

いつの時代も、「子どもを育てる」のは簡単なことではありません。

とくに今は、「少し先の社会状況がはっきりと見えない」時代です。新型コロナウイルスによって世界は様変わりしました。今後も予期せぬ変化がさまざまに訪れることでしょう。

子どもたちが大人になった時、そこにどんな世界が広がっているのか想像もつかない今。〝勉強ができていい大学に入り一流企業に勤めたら安泰〟というような、シンプルな成功コースはもはやありません。

そんななか、子どもを育てるうえで何を大切に考えたらよいのでしょう。

子どもが、どんな大人に育てば安心なのでしょう。

突き詰めて考えてみればそれは、**どんな社会でも「自分の力で生き抜いていける人」**なのではないでしょうか。

これからを生きる人間に必要なのは、どんな失敗をしても立ち上がって次のチャレンジに向かっていける人。変化を目の前にしても、臨機応変にしなやかに乗り越えていける人。自分が幸せになれることを信じ、それを追い求めていける人。

では、そのたくましさはどのように身につければよいのでしょう。

まずは、からだを育てることが第一なのです。ただ大きくすればいいというものではありません。**健康で丈夫なからだ、それはからだの中心を育てることで実ります。からだの中心が育つと、こころも健全に育ちます。**

こころとからだは決して分離したものではなく、密接にかかわりあっています。しっかりとしたからだづくりが、健康はもとよりこころの基盤にもなっていくのです。整体は、そのお手伝いができるもっともシンプルで簡単で、誰にでも取り組める方法のひとつです。

こころとからだ、両方を手がかりにする

子どもが小さい時ほど、親が与える影響は大きいものです。年を重ねるごとに友だちやほかの大人からの影響も色濃くなっていきますが、**とくに6歳くらいまでは、親の育て方が、その子の基盤形成に大きく影響します。**

親がふくよかなこころで赤ちゃんを気にかけ、目を見つめ、話しかけることが、我が子の「たくましく生きる」力の源となっていきます。

こう聞くと親御さんは、「わたしががんばらねば。なんとしても」と力を入れてしまうかもしれませんね。けれどももし、産後のからだがボロボロで、夜も眠れず、こころに余裕がなければどうでしょう。父親でも同じです。心身ともに疲れ果てた状態で、やさしい気持ちを保つのは並大抵のことではありませんね。

ですからまずは最初に、親のからだをラクな状態に整えましょう。実は**こころのしんど**

さも、からだのしんどさから来ていることが多いのです。

たとえば授乳中は、背中を丸めた体勢で長時間いるため、疲れが出るのは当然。背中が丸まると、肺が下がり、呼吸が浅くなります。すると全身に酸素が行き渡りにくくなるため、イライラしたり、不安感が増したり、全身の疲れがなかなか取れないということが起こります。**産後のお母さんのからだはとくに不安定で、骨盤がしっかり閉じていないと、腰痛になったりメンタルに影響が出ることも。**

こころとからだのつながりは、ぼんやりとしたものではなく、直接的なものです。

赤ちゃんのお世話がしんどいとき、赤ちゃんにつらく当たってしまうとき、「わたしの愛情が足りないのかしら」などとこころを疑うのは的外れ。からだを整えることで、解決できることは少なくないのです。

子育てで大切なのは「子どもの要求を読む」こと

井本整体における育児の考え方はとてもシンプルです。覚えておくと助かる技や体操も本書でお伝えしていきますが、**第一にすべきことは「子どもをよく見て育てる」**ということです。それは、**「子どもの要求を読む」**ということでもあります。

生まれてすぐの赤ちゃんは、泣くことで要求を伝えます。親はおっぱい、オムツ、抱っこ……とお世話をするわけですが、要求が満たされることで、子どもは少しずつ親を信頼していきます。

この**親子の信頼関係が、子どもの自信を育てる原動力になります。**

泣いている赤ちゃんの要求を読むのは容易ではないかもしれません。でも、気負うことはありません。最初から「わからない」とあきらめずに、「わかるようになるかもしれない」という意識を持って接するのが大切です。普段から子どもの様子をよく見て、日々「何を要求しているのだろう」と考える訓練を続けることです。

そうやって子どもをよく見て育てていると、子どもが発する小さなサインにも気づくことができるようになります。子どもの何気ない仕草や表情、泣き方や食べ方から、本当に何を要求しているのか、こころのなかで喜んでいるのか、悲しんでいるのか、苦しんでいるのかを感じ取れるようになります。

子どもにとって、**親が自分のことをわかってくれている、いつも見守ってくれているというのは大きな安心感です。**この安心感が子どもの自己肯定感を高め、自立する勇気をはぐくむのです。

成長の過程で「この子は今何に興味があるのか」「どんな言葉をかければ通じ合えるのか」と頭を抱えることもあるでしょう。子どものことをよく見てきた親御さんであれば、その子のことを理解しながら対応することができ、親子の信頼関係はより深まります。

自己肯定感を高める子どもの見方、触れ方

子どもを見ていく時に手がかりとしていただきたいのが、整体の知識です。

整体では「からだをゆるめる」「からだがこわばる」という言い方をしますが、**本来からだはゆるんでいるのが正常です。**日常生活でからだがこわばっても、寝ている間に自然とゆるむのが本来のからだ。寝ても取れないこわばりは、意識してゆるめる必要があります。

こわばりのあるからだは全身がちぢこまって呼吸が浅く、力が分散しています。注意力が散漫になり、不安も強くなります。

からだのこわばりは、子どもにも見られます。**疲れがたまっていたり、ストレスを抱えていたりすると、子どものからだもこわばり、落ち着きがなくなったり、息が浅くなったりします。**

こんな時、子どもの表情や仕草、立ち方や歩き方が普段とは少し異なることに気づくのが、

「子どもをよく見る」ということです。

大人はストレスのかかることが起きれば、それを取り除く努力をしたり、気分転換をしたりと対処ができます。けれど、小さな子どもにその能力はまだありません。心身のストレスを解消するには、親にその不調をわかってもらうしかないのです。

見ることと同じくらい、触れることも大事です。

たとえば夜寝る前にベッドの中で、毎日子どもの背中をさすってあげる。これを続けているとある時、からだの小さな変化に気づきます。

そして、いつもと違う様子があった日には、より時間をかけて背中に手を当てたり（導気）、緊張している後頭部に蒸しタオルをしたりして、ゆるめてあげる。こうした親子の親密な時間が、子どものなかに自信の根をおろします。

子どもの生きる力を信じて、手を添える

子どもは生まれながらにして生きていく力を持っています。その力をそのままいかすのが、井本整体の子育ての考え方の基本です。子どもの要求は、子どもが生きていくために発するものです。ですから**親の役目は、「何かを足す」のではなく、子どもがもともと持っている力を発揮するために「手を添える」**ことにあります。

現代の親御さんたちは数多(あまた)の情報のなかで子育てをされています。我が子のための熱心さゆえでしょうが、外からの情報に頼り過ぎると、時として目の前の子どもに目を向けることを忘れ、育児がマニュアル化してしまうことがあります。

これは、子どもが発するサイン、つまり子どもからのコミュニケーションを無視しているのと同じこと。子どもが持っているその子自身の個性の芽を摘むことにもなりかねません。

子どもが生きていく力を持っているように、親にも本来、「子育ての勘」のようなものが備わっています。もともとあらゆる動物は、自分が生まれながらに持っている五感を頼りに、本能に沿って子育てをしています。子育てを特別難しく感じてしまっていたり、ネット検索にばかり頼ってしまっているとしたら、まず親御さんのからだをゆるめてみることです。不安感が強いとからだはこわばり、五感を働かせることが難しくなってしまいます。

親と子、それぞれが本来の生きていく力、育てていく力を発揮できること。これができれば、子どもは安心して個性を発揮し、自由な感性を磨き、幸せになる力を身につけていけます。

親子がそれぞれにのびのびと笑顔でいられる、自然で理にかなった子育ての在り方をこの本ではお伝えしていきます。

1章 6歳までの子育て整体

まずは親のからだを整える

0歳

親子のきずなをはぐくむ

1~3歳

じっくり見る、じっくり触れる

4~6歳

からだの中心を強くする

2章 症状別・整体的処方せん

3章 思春期と生理

本書の読み進め方

この本では、主に0歳から6歳までのお子さんを持つ親御さんに、子育てのなかで取り入れていただきたい整体の知識をまとめました。子育ての傍ら(かたわ)で読み進めていただきたいので、子どもの年齢別の構成になっています。なお、本書でいう「整体」とは、人体力学に基づく井本整体の考え方を指します。

1章、0歳の冒頭では、親御さんのためにページを割きました。これまでも述べてきましたように、親が「子どもの要求を読む」ことが幸せな親子関係をつくります。生まれたばかりの0歳児と親御さんは、一心同体です。はじめての子育てならなおさら、お子さんのことで手一杯の時期ですが、だからこそ、まずは親御さんのからだを整えていただきたいという願いからです。

1～3歳までは、子どもの見方や触れ方、導気や蒸しタオルを使った手技を中心にお伝えします。

からだがしっかりしてくる4～6歳は、この時期に形成される3つのアーチの話とともに、親子で一緒にできる体操などをご紹介します。

続く2章では子どもの症状別の解説を展開しています。困った時にどんな対処ができるのかを参考にしていただけたらと思います。

3章では6歳以降、思春期を迎える子育てにおける要点を早足に述べています。女の子のお子さんにはとくにお伝えしておきたい生理や、妊娠についても取り上げました。性への正しい知識として、また、妊娠期の母体の過ごし方にも触れていますので、これから妊娠を希望される方も参考になさってください。

1章

6歳までの子育て整体

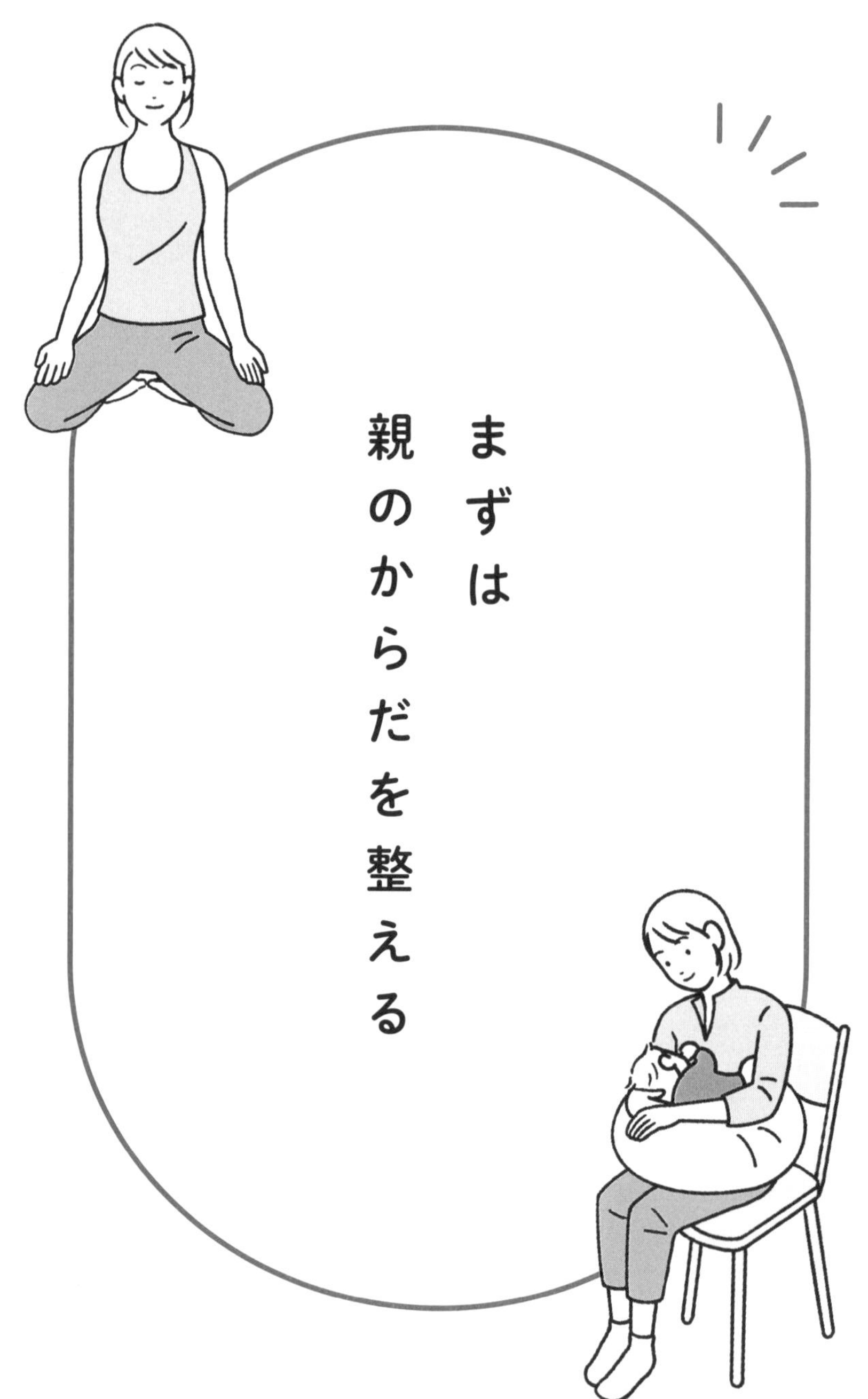

まずは親のからだを整える

元気なからだと疲れたからだの違い

まずは親御さんのからだをケアしていきます。子育ては喜びと発見に満ちたとても幸せな時間ですが、重労働でもあります。赤ちゃんのお世話がつらくなるほどからだが疲れてしまう前に、親御さんご自身のからだのためにできることがあります。とくに産後のからだは特別であることを知って、なるべく早めに対処するのが肝心です。

からだの不調の本当の原因は、わかりにくいものです。

痛みを感じるその部分が悪いのか、その周辺が悪いのか、それともまったく別の場所に原因があるのか。

整体の目的は、その人が持っている本来の力を引き出すことにあります。何か不調があるとしたら、その患部だけをターゲットにするのではなく、**からだ全体を見て、悪い流れの起点を探し、からだを本来のあるべき状態に戻す**ことで、根本的な解決をはかっていきます。

では本来あるべき姿とはどのようなものでしょう。次に、元気なからだと疲れているからだの違いを見ていきましょう。

元気なからだ

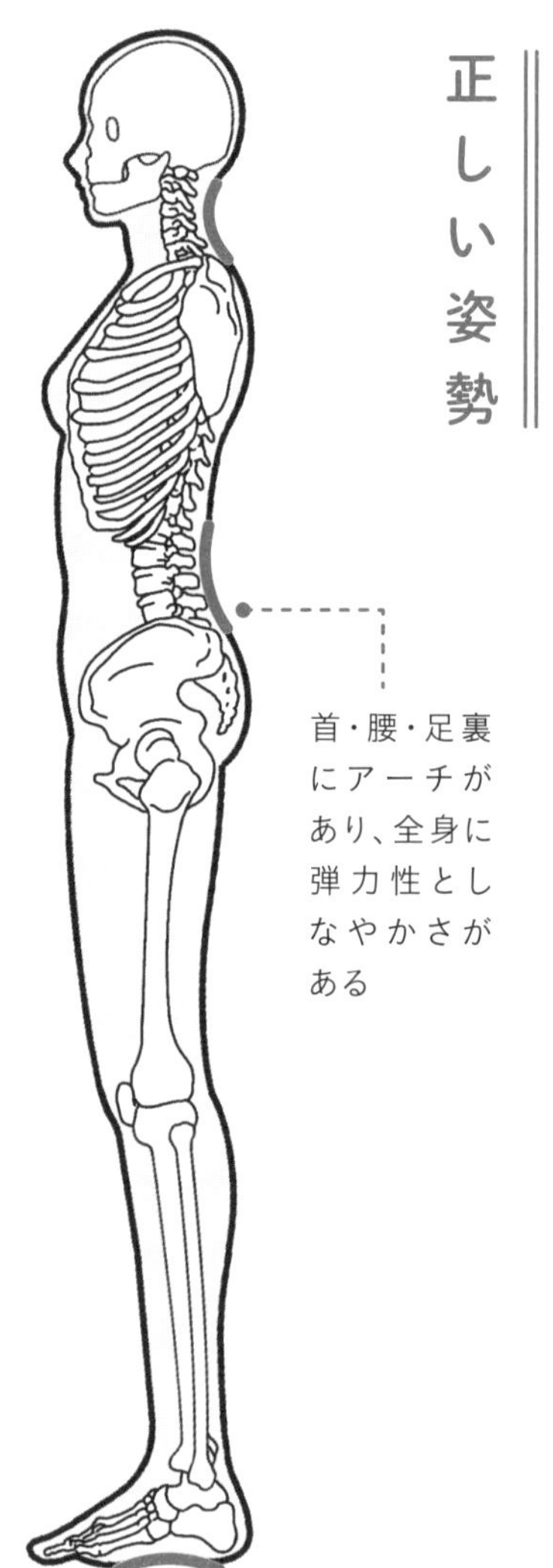

大人

情緒が安定している。頭脳めいせきで正しい判断ができる。

子ども

集中力、好奇心、自主性、自発性が高い。動きも俊敏。

疲れているからだ

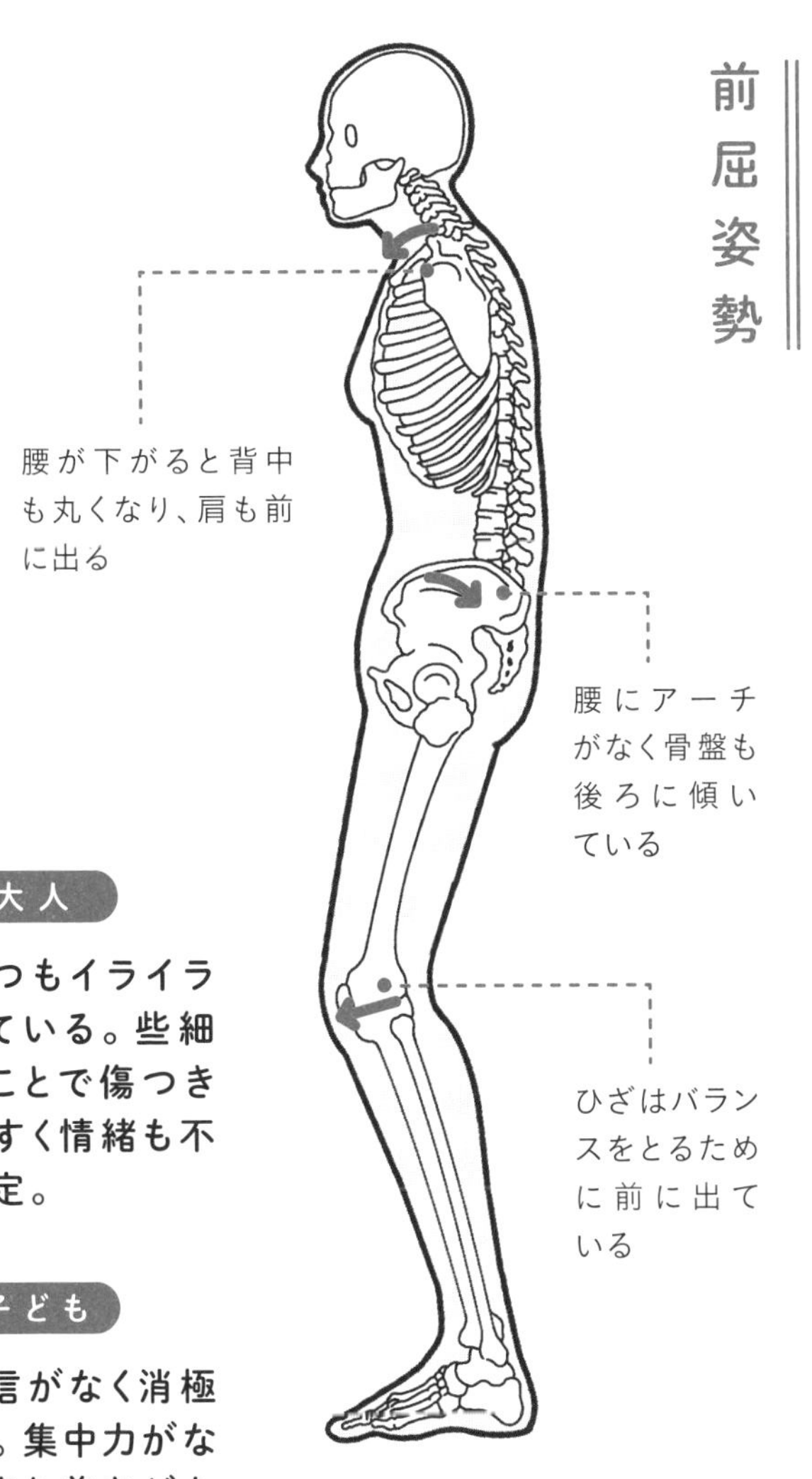

大人

いつもイライラしている。些細なことで傷つきやすく情緒も不安定。

子ども

自信がなく消極的。集中力がなく落ち着きがない。

前ページで紹介したように、元気なからだは、弾力がありゆるんでいるからだです。背骨がＳ字に並び、腰にも自然なそりがあり、全身の動きがスムーズです。内臓もあるべき正しい位置で健康に機能し、呼吸も深くできます。自然と機嫌がよく、情緒も安定していて、よく眠ることのできるからだです。頭蓋骨も締まっていて、どんな時も冷静に判断ができます。

対して、疲れたからだは、全身が硬直しこわばっている状態です。背中が丸まった前屈姿勢で、骨盤が後ろに傾き、腰で体重を支えきれません。股関節やひざにも負担がかかり、立つバランスをとるためにひざが前に出てしまっています。内臓にもストレスがかかり、呼吸が浅く、疲労がなかなか抜けません。全身に酸素が行き渡らないため、からだにつられてこころにも余裕がなくなっています。

健康なからだにある３つのアーチ

健康なからだの基本となるのは、首、腰、足裏の3カ所にあるアーチです。二足歩行の人間は、このアーチでからだの重さを受け流すようにできています。このアーチがクッションとなり、からだに負荷をかけずに動ける基礎となるのです。

この3つのアーチは、緩衝材というだけでなく、からだの力を集中する働きも持っています。筋肉や骨格と連動し、内臓を円滑に働かせるポイントにもなります。**3つのアーチがしっかりしたからだは、集中力があって、リラックスするのも上手。**力を入れるのも、抜くのも得意なので、からだに多少負荷がかかったとしても、疲れが残りません。無駄な力をかけずに動ける、まさに**「集中と分散のバランスがよいからだ」**をつくります。

この3つのアーチが維持できれば健康なからだを保てますが、さまざまな要因でアーチが失われると、不調が連動してあちこちに不具合が生じます。

ですから井本整体では、主にこのアーチを取り戻す体操を行って、本来のからだの機能を回復させていきます。

ちなみに、この3つのアーチは3～4歳の頃にしっかりしてくるため、子どもの体操は幼児期以降に始めます（詳しくは84ページより）。

からだのアーチが失われやすい育児中の姿勢

育児中、とくに乳児を子育て中の親御さんのからだは、まさに「疲れているからだ」の典型です。**授乳や抱っこなど、育児中に特有の動作は、からだのアーチを失いやすい姿勢だからです。**

授乳中やミルクをあげる時は、赤ちゃんを包み込むように前かがみになりますが、これを長時間続けていると、**背中が丸まり、腰と骨盤も下がって腰のアーチが失われます。**赤ちゃんを抱っこする姿勢も同じです。胸の前で赤ちゃんを長時間抱っこしていると、肩甲骨が左右に開き、胸もちぢこまってしまいます。すると**息が浅くなり、不安を感じやすくなってしまうのです。**

日々重くなっていく赤ちゃんの抱っこで、腕にも負担が蓄積します。腕の疲れが指先の疲れとなったり、腕から肩、首へと移動して、肩こりや頭痛の原因になったりすることも。

授乳中の姿勢に気をつけたり、ひじ湯で腕の負担を軽減させたりするとともに、ろっ骨をゆるめる体操を取り入れて、疲れをこまめにリセットしていきましょう。呼吸法（38、40ページ）を実践して、一日のうち数分でも自分のからだに意識を向けることも大切です。

育児中の姿勢

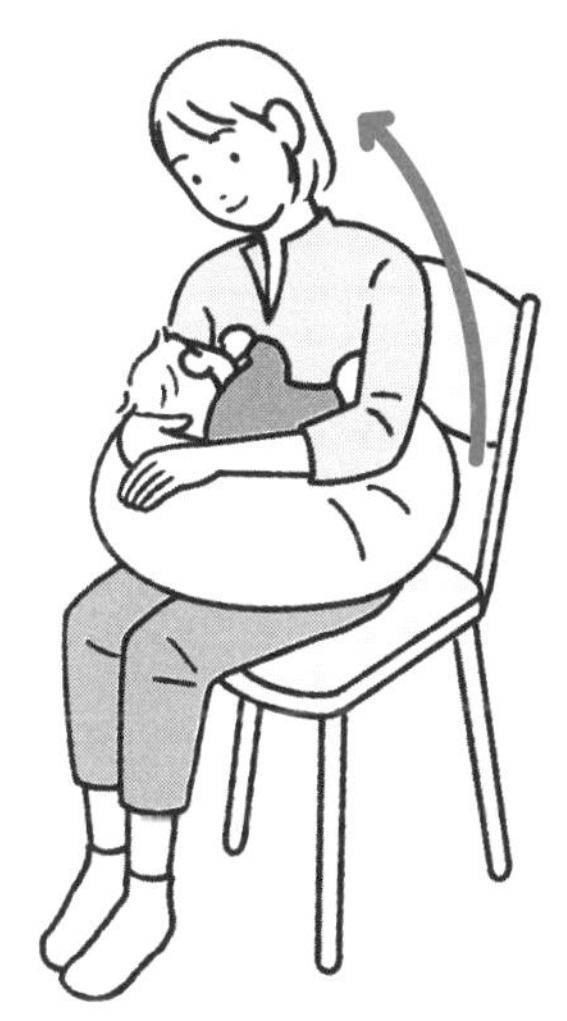

授乳中やミルクをあげる時はどうしても前かがみになりがち。胸がちぢこまって呼吸が浅くなり、腰と骨盤が下がってしまう。腕や肩にも負担がかかり、肩こりや頭痛を招く恐れも。

負担の少ない姿勢

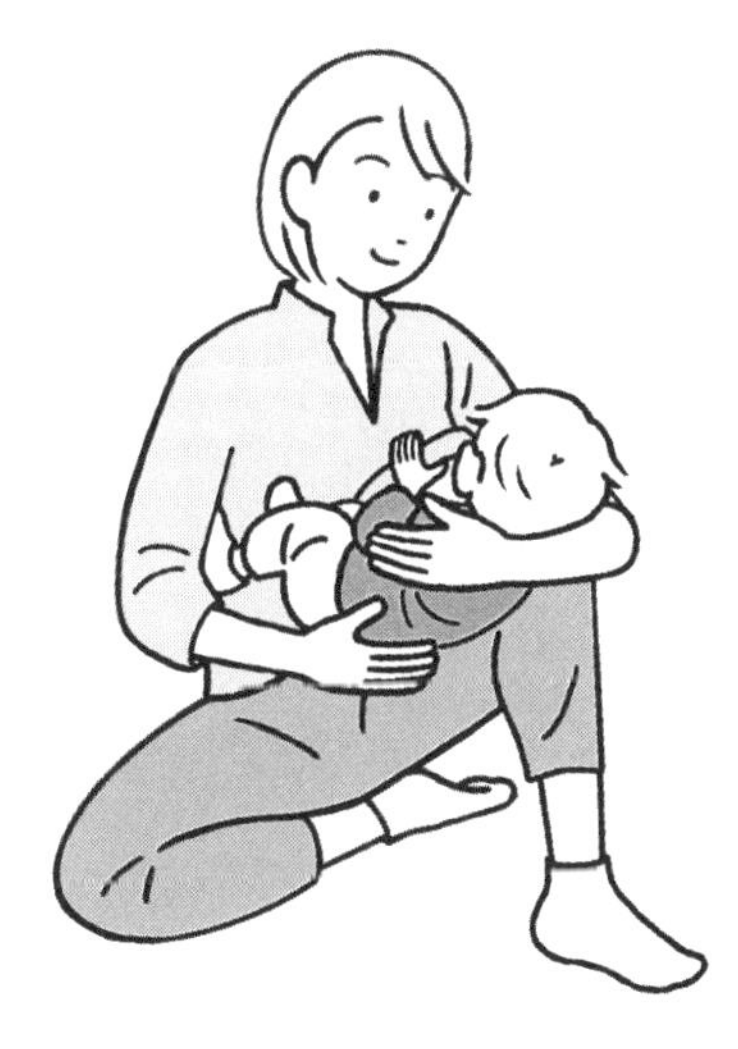

床に立てひざになって座り、腰を伸ばした姿勢で授乳するとよい。高さが足りなければ、クッションなどを挟んで調節する。赤ちゃんと共に横になった状態で授乳してもよい。

局所の疲れを癒す部分浴

抱っこで疲れた腕や手首の腱鞘炎にはひじ湯、足腰やひざの痛みには足湯を。部分浴で血流をよくして患部を活性化しましょう。

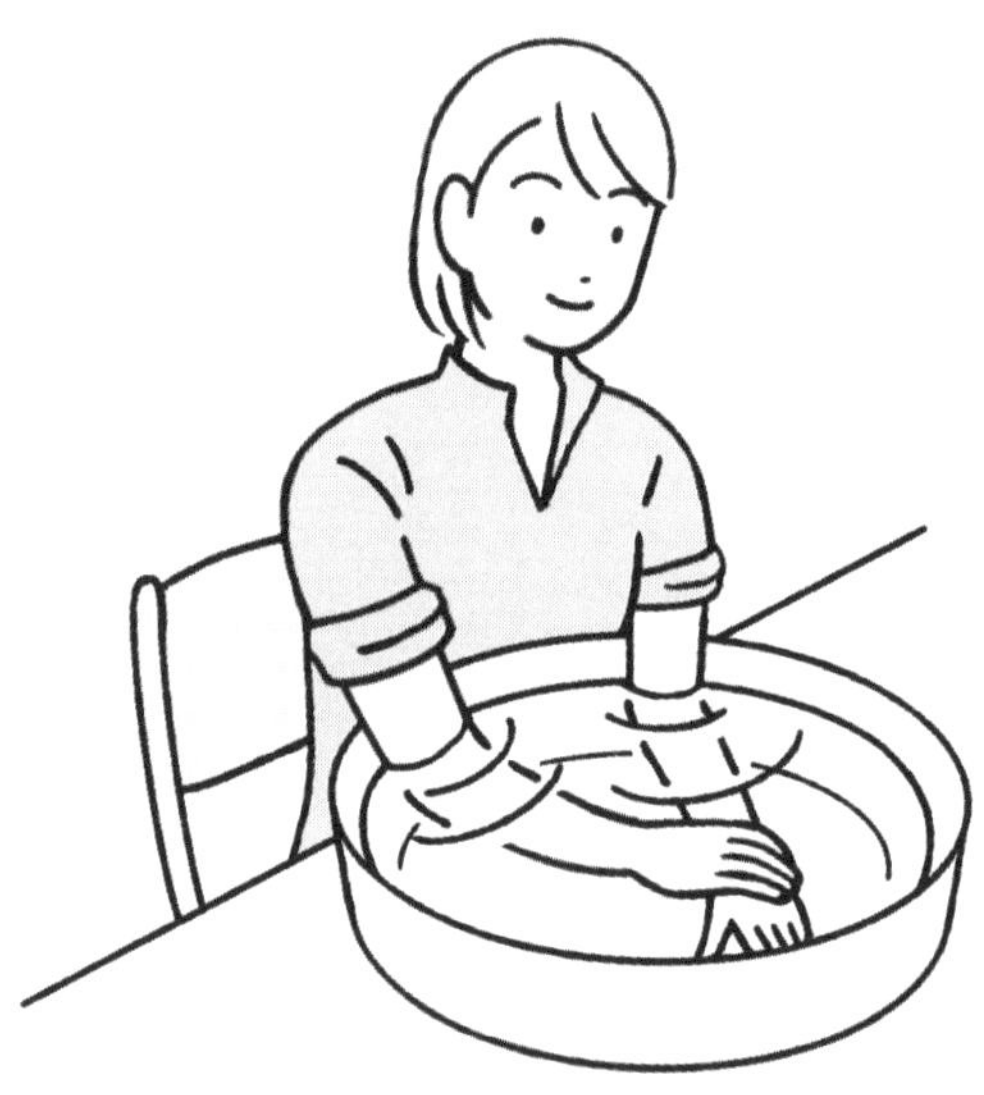

ひじ湯

ひじから指先までをお湯につける。腕や手首の負担を軽減するだけでなく、呼吸器系・循環器系の疾患、ろっ間神経痛や寝違えにも効果的。

部分浴の共通ルール

湯の温度

45度を目安に（我慢できる熱さで）

時間

4〜6分

汗が出ない、つけた部分が赤くならない場合は2分延長する。片足、片腕などどちらか一方だけが赤くならない場合も片方だけを2分延長する
注意：普段の入浴とは別の時間に行うこと

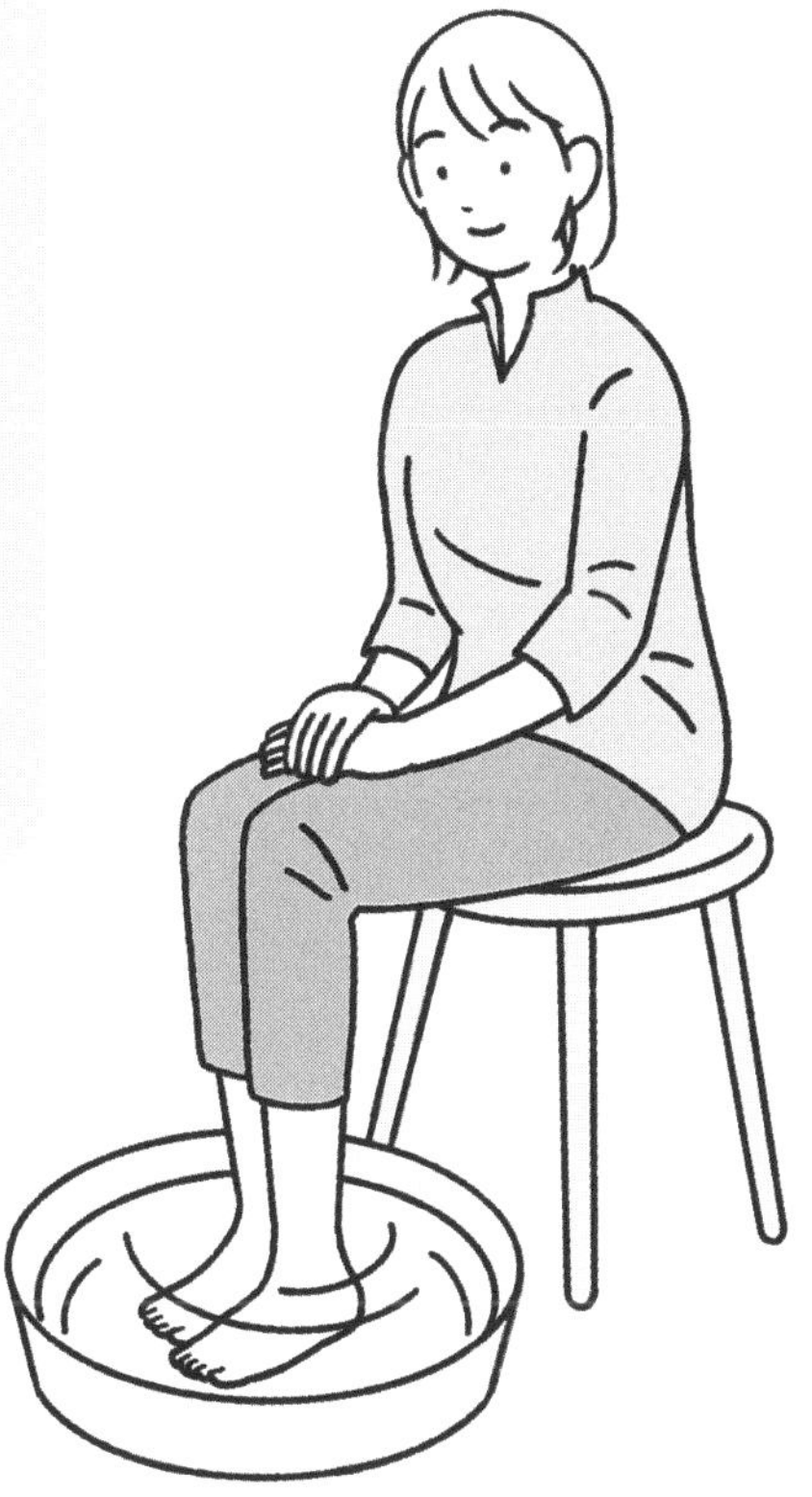

足湯

両足のくるぶしが半分まで浸かる深さのお湯につける。足腰やひざの痛みに効くほか、婦人科系の疾患、頭の緊張、疲労、腎臓系の疾患、のどの痛みにも。

重ね重ねの体操

育児中は授乳や抱っこで、前屈姿勢になりがちです。力を後ろに戻すことで、肩、首、腕、呼吸器の症状を改善します。

1

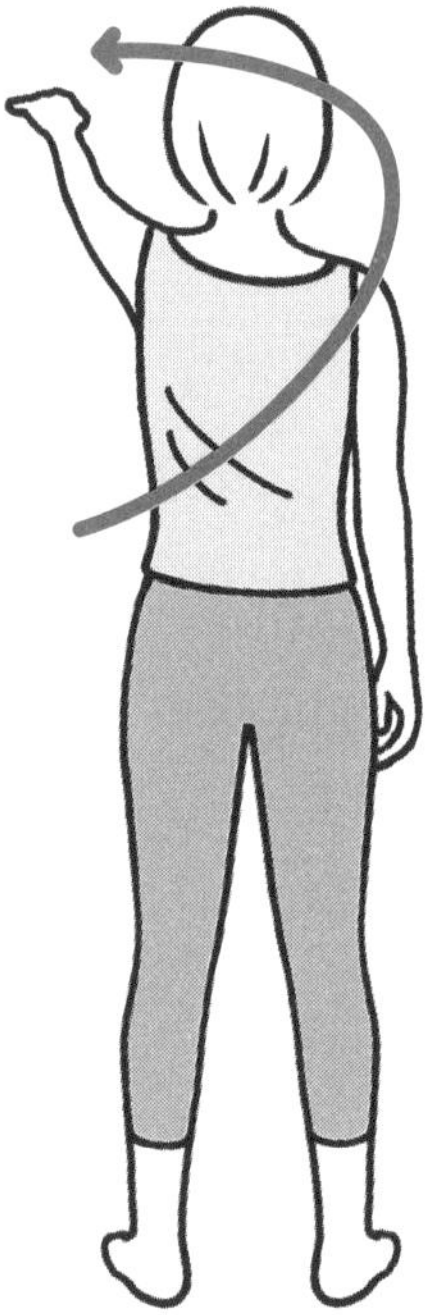

ややお尻を突き出すように、肩幅程度に足を開いて立つ。からだの前を通すように片手を上げる。

2

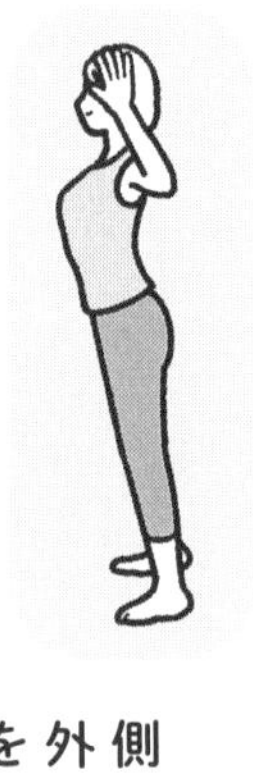

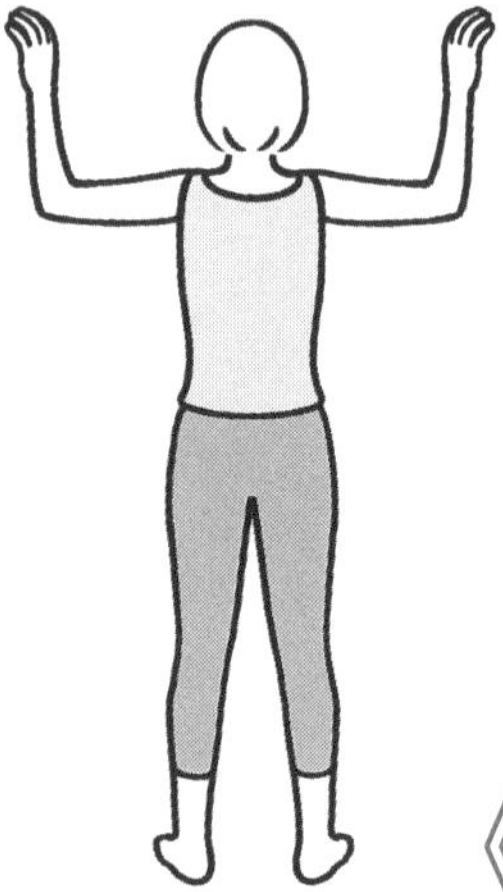

手のひらを外側に向けながらひじを曲げ、肩の高さで止める。反対側も同様に。

肩甲骨が内側に寄っているのを確認しながら行う。

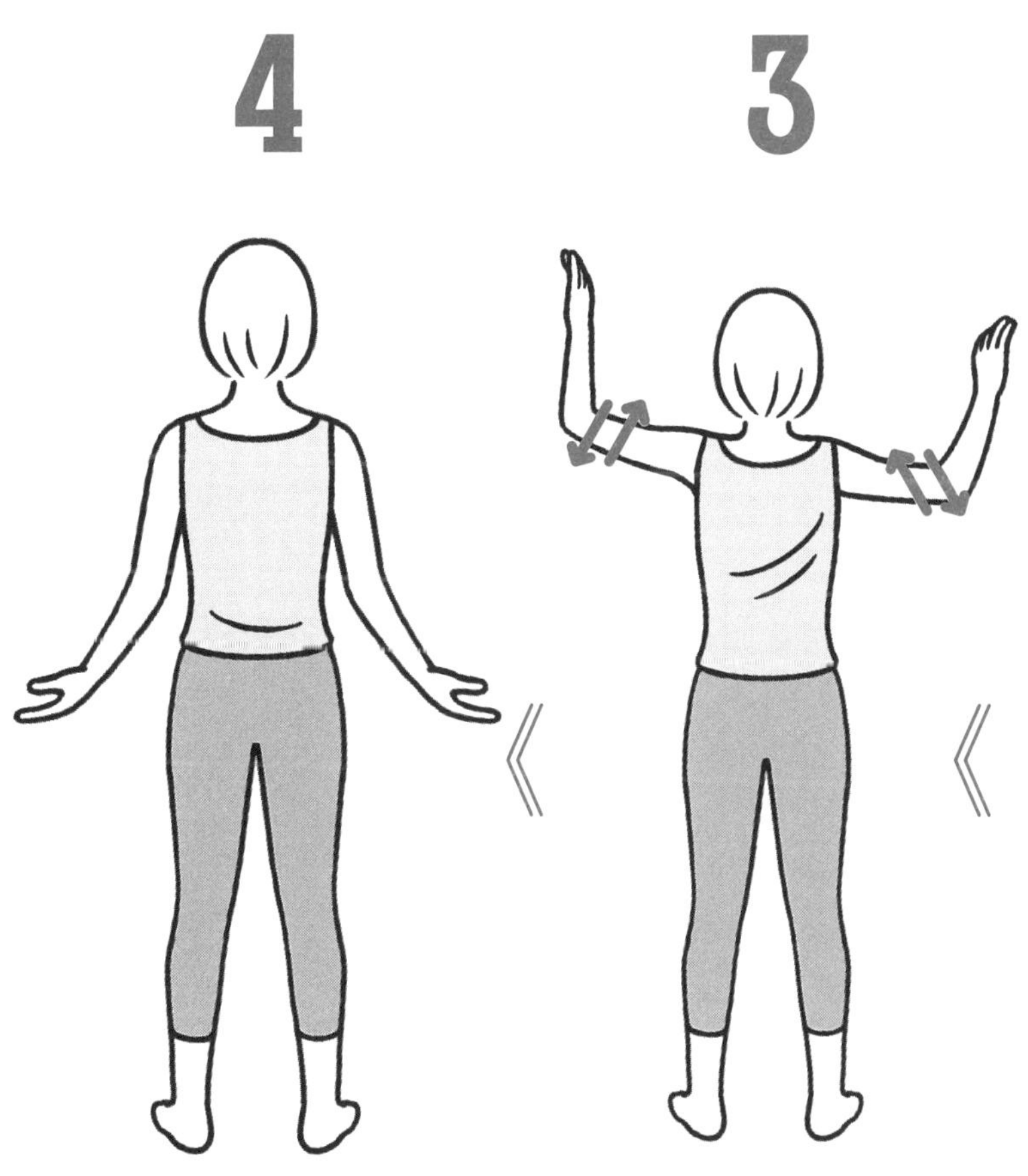

左右のひじを交互に数回上下させながら、少しずつ下げ、肩甲骨を内側に寄せていく。

ゆっくりとひじを伸ばし、1～2呼吸キープしてから脱力する。朝晩に2～3回行うと効果的。

C体操

こわばったろっ骨と背骨をゆるめる体操。体側をCの字に曲げ伸ばすことで左右差を調整します。乳腺炎の予防にも効果的。

1

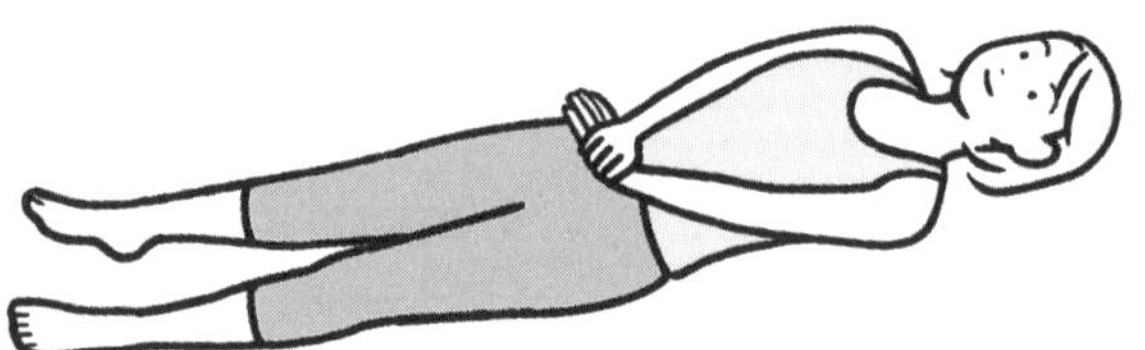

仰向けになり、おなかの上で右手で左手首をつかむ。

2

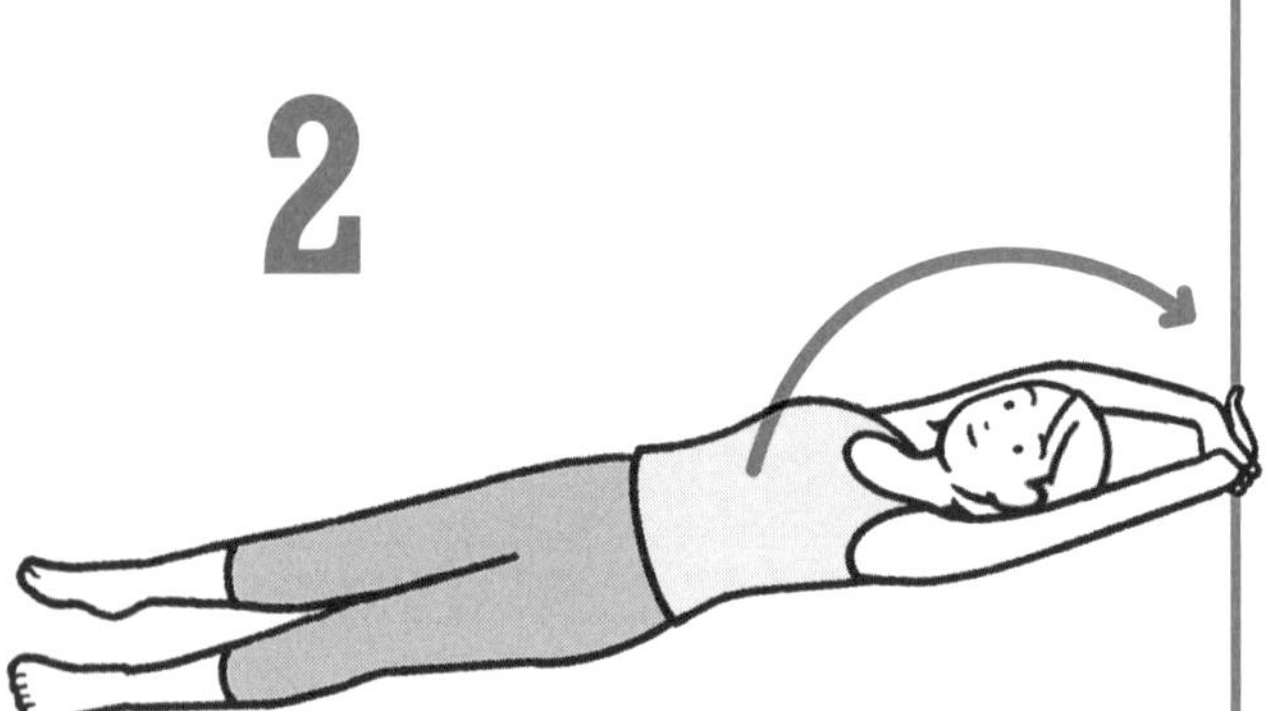

ひじを伸ばしたまま、両腕を頭上に上げる。この時、ろっ骨を持ち上げるように意識する。

3

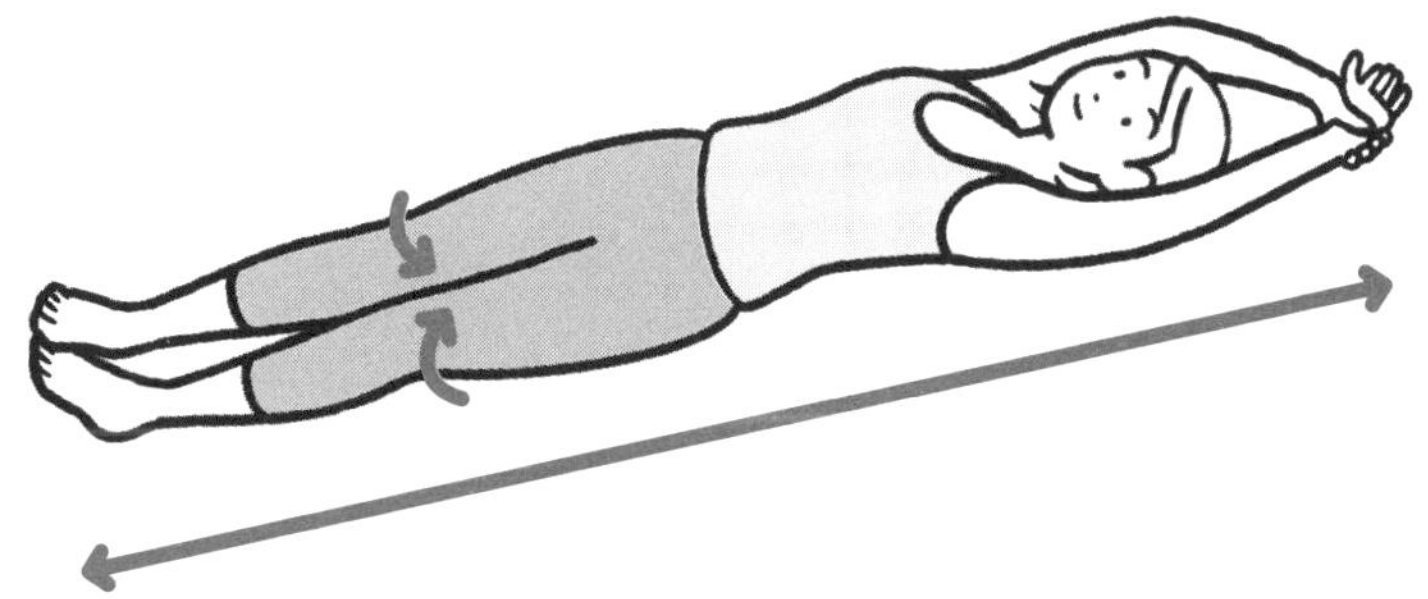

つま先を重ね、脚全体を内側に回すようにする。脚はかかとのほうへ、両手は頭上へ伸ばす。

4

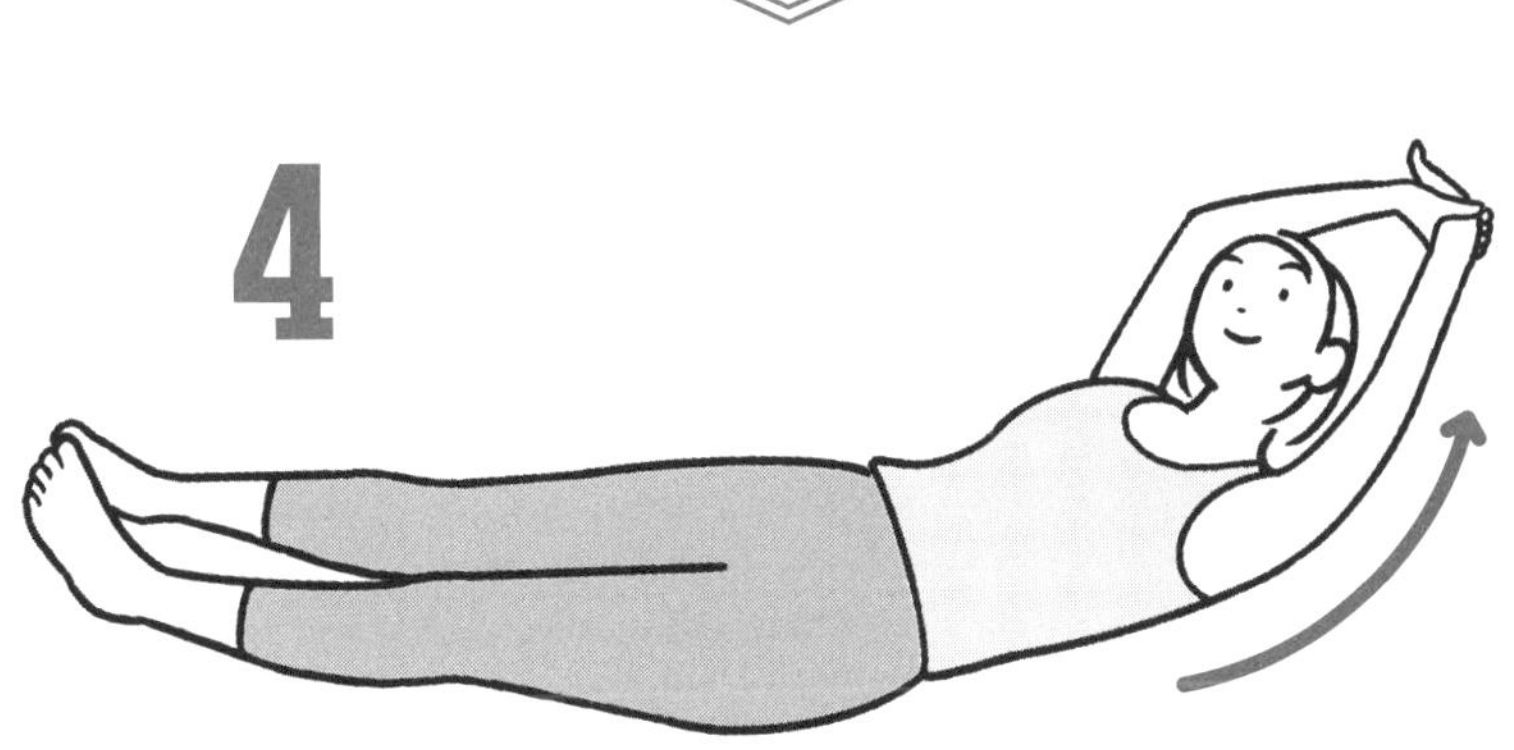

右方向へからだでCの字を描くようにカーブさせる。腕と脚は床につけたまま、ろっ間が一番伸びるところで10秒キープして、脱力する。反対側も同様に。終了後に下腹まで深く呼吸が入ればOK。

深息法

からだの弱った部分を活性化し、自律神経を整える呼吸法です。下腹（下丹田）に呼吸を誘導し、弾力のあるおなかにします。

1

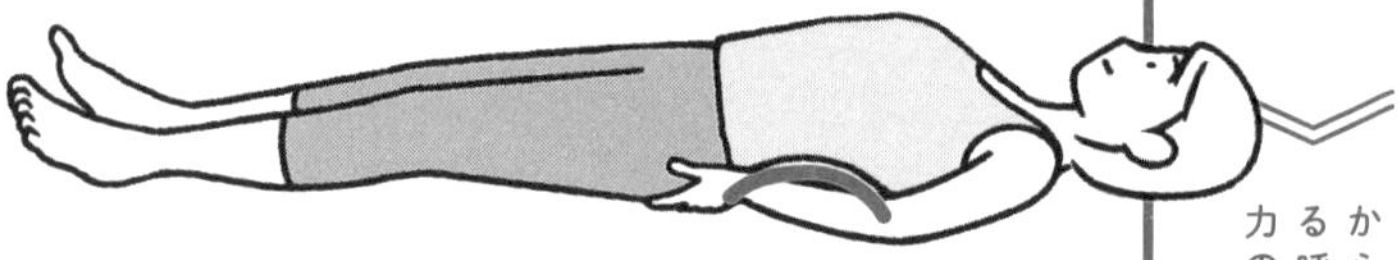

仰向けに寝て、両手のひらをお尻に当てて引き上げるようにし、腰に軽くアーチをつくる。

2

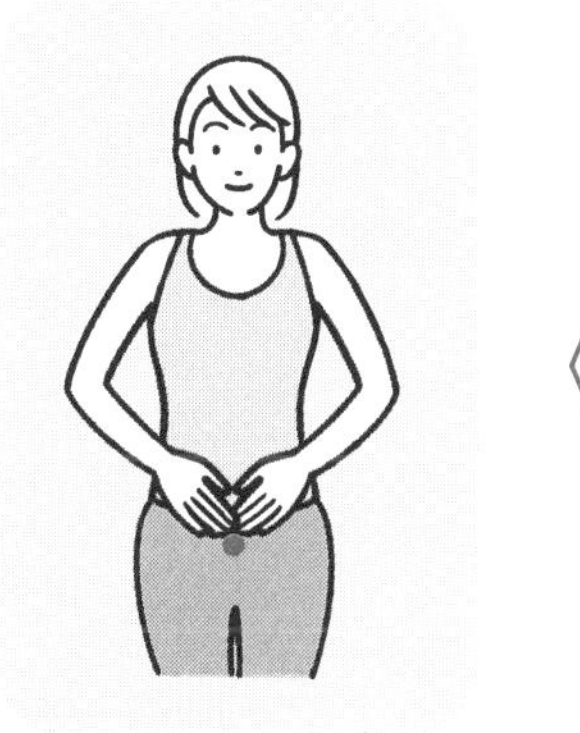

下丹田は、恥骨から指3本分上あたり。からだの中央を縦にまっすぐ通る正中線上に位置する。

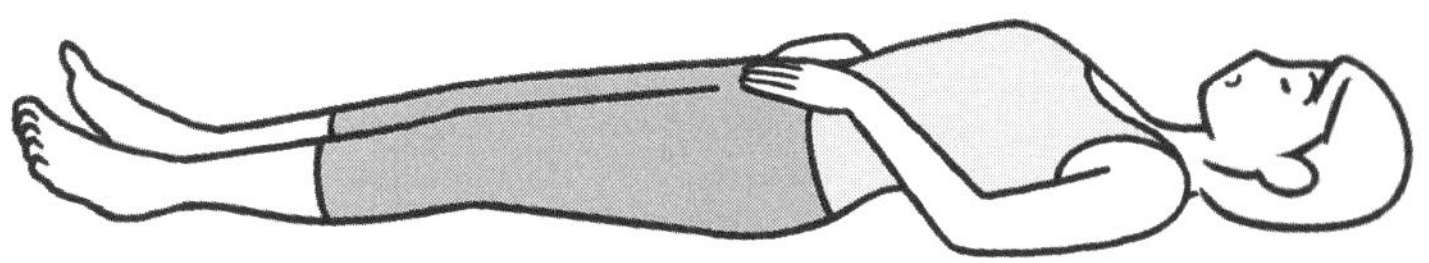

下腹の「下丹田」に両手の中指を軽く置いて意識を集中し、目を閉じて大きく息を吸う。その後ゆっくり吐きながら、下腹部を6〜7割膨らませる。それをキープしたまま、胸のあたりで30秒ほど浅い呼吸を繰り返す。慣れてきたら2〜3分行えるようになる。最後に大きく息を吸い、ゆっくり吐きながら右目から目を開ける。

脊椎行気法

不安感を軽減させ、こころを整え、快眠に導く呼吸法です。背骨ひとつひとつに呼吸を入れていくイメージで行いましょう。

1

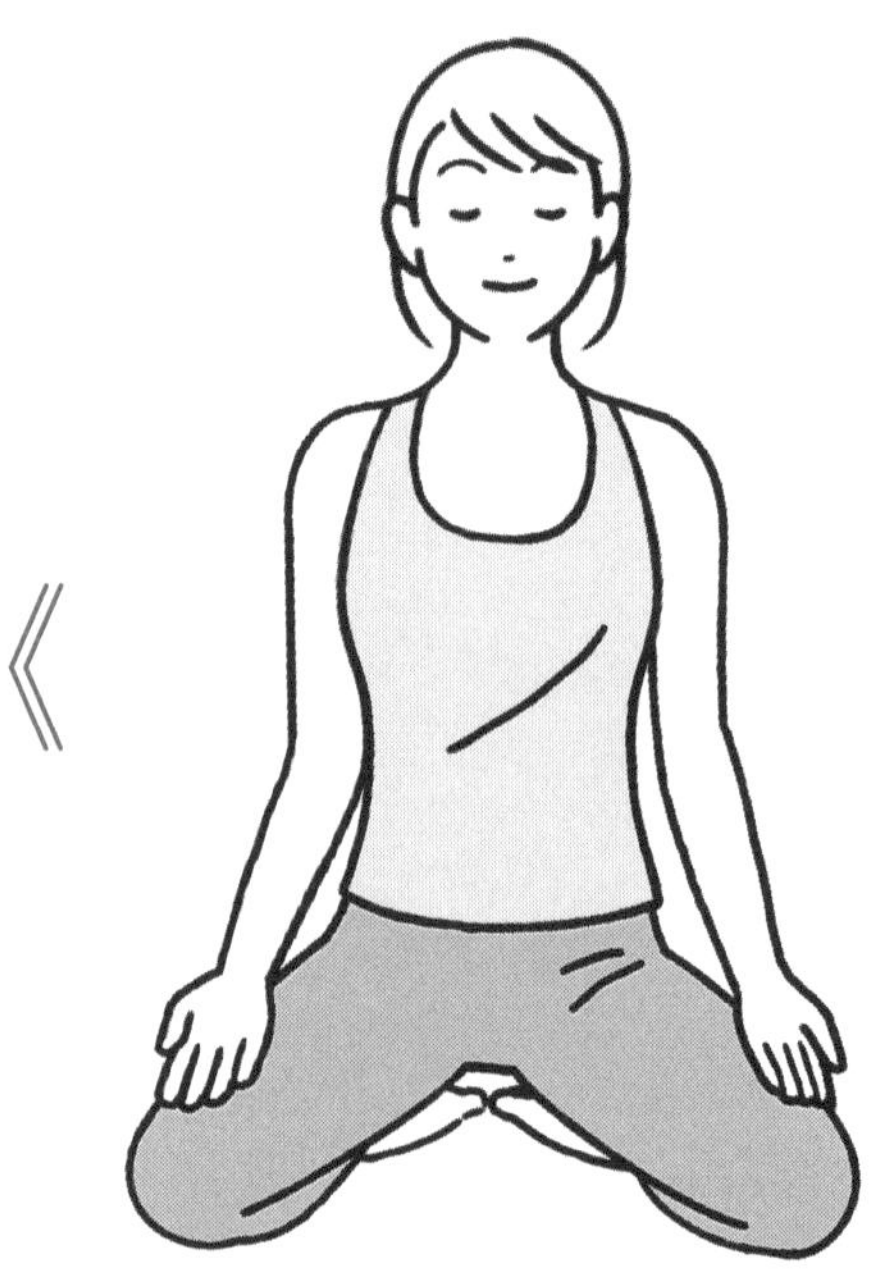

ひざの間を広げて正座する。両手の甲を太ももにのせ、背筋を伸ばす。目を閉じてこころを落ち着かせ、背骨と腰のアーチに意識を向ける。

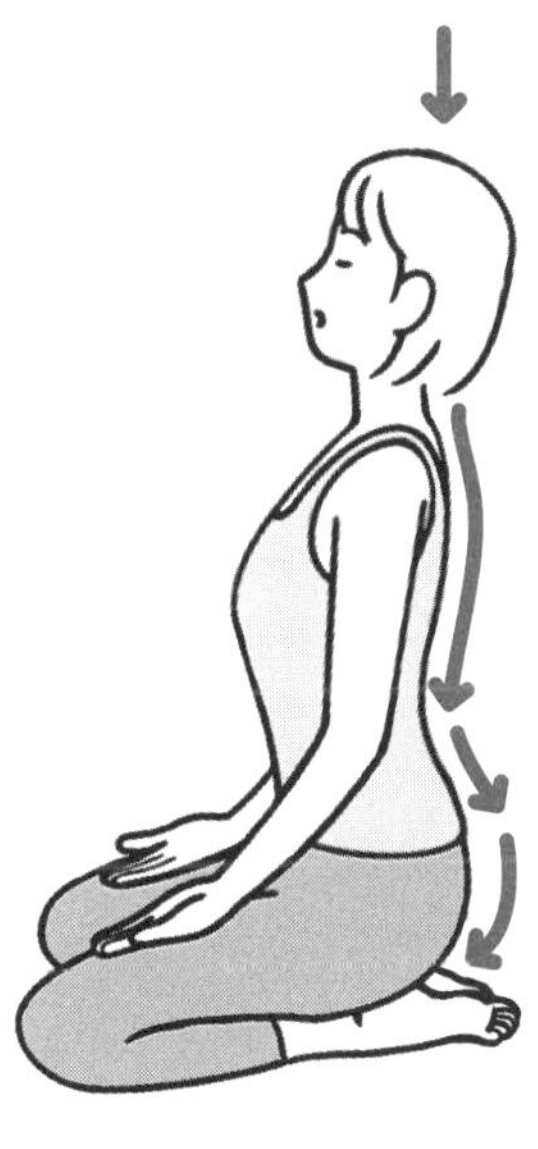

2

からだを少し後ろに傾けながら、息を吸う。頭のてっぺんから酸素を入れ、背骨の上から順に下の尾骨にいたるまでひとつずつ呼吸を入れていくイメージで。

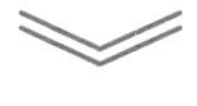

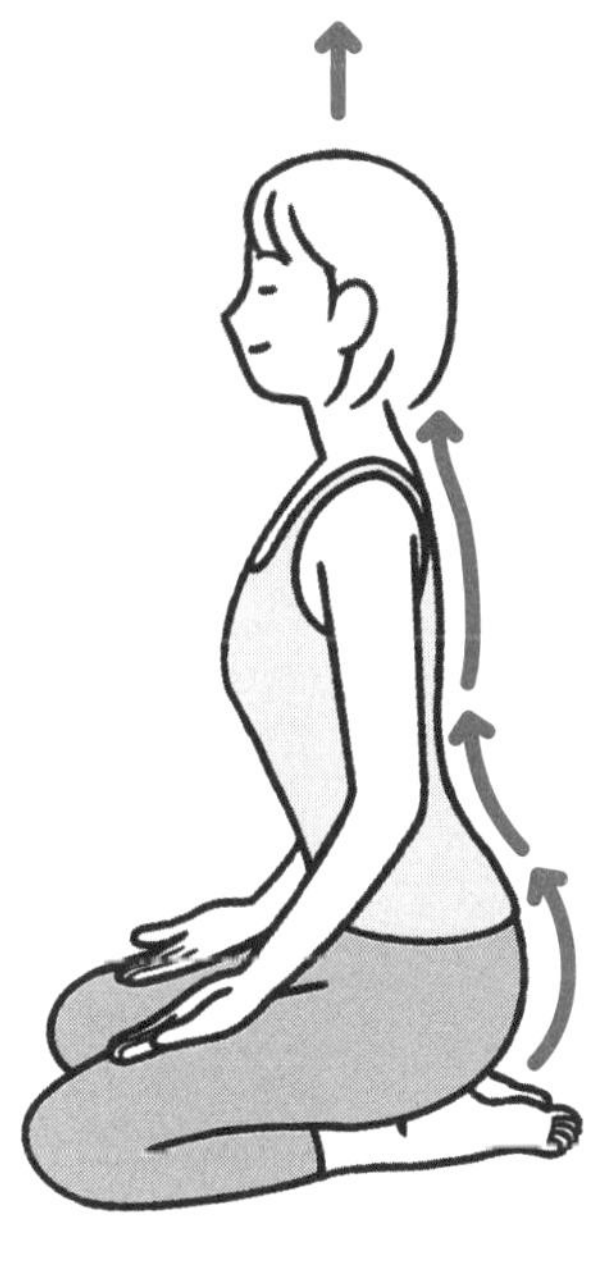

3

からだを少し前に傾けながら、息を吐く。尾骨から頭頂部に向けて吐いていくイメージ。背骨への意識を高め、こころが落ち着いてくるまで1〜3分繰り返す。

産後は、からだを変える最大のチャンス

ここからは、産後のお母さんのためのケアをお伝えしていきます。

産後は、女性にとってもっとも大事な時期です。**出産によって骨盤が大きく開き、赤ちゃんの誕生と一緒にそれまで抱えていた不調を一気に解消し、からだを再構築していくのが産後の時期**。出産はまさにからだの「破壊と建設」の機会で、女性にとってはからだをリセットする貴重なチャンスです。

産後に体質が変わったという方が多いのは当然のことといえます。重かった生理痛がなくなった、ひどい花粉症がケロリと治ったなんていう話を、まわりで聞きはしませんか？

体調が好転したならば、よいリセットができた証です。産後、骨盤が閉じる時に全身が大幅に修正されたということです。

一方で、**産後に無理をすると、骨盤がうまく閉じず、今までにない不調を抱えてしまうことも**。産後、骨盤が少しずつ締まっていくと同時に、肩甲骨も、後頭部も締まっていきます。この動きが妨げられると、腰痛になったり、太りやすくなったり、産後うつや育児ノイローゼになる場合もあります。産後は無理をせず家事も最低限で、と言われるのはこのためです。できる限り家族の協力を得て、ゆったりと過ごすのがベストです。

そうは言ってられない！という人もいらっしゃるでしょう。そんな時は次にご紹介する産後の体操で、骨盤をケアしていきましょう。

女性の骨盤は動きやすくできています。出産に活きる特性ですが、変動が起きやすいということは矯正もしやすいということ。**体操を行うのは産後のタイミングがベストですが、いつから始めても、遅くはありません。**

次にご紹介する内転筋を使った骨盤挙上体操は、産後はもちろん、生理後にも有効。生理の時も、（出産ほどではありませんが）始まりと同時に骨盤が開いて下がり、終わるとともに締まってヒップアップするように変化するため、生理の終盤から数日の間に取り入れると、骨盤がしっかり引き締まり、体調を整えられます。

内転筋を使った骨盤挙上体操

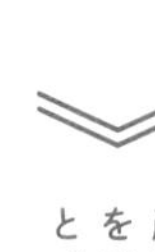

産後と生理終盤に行う体操。ポイントは、どこに力を集めるべきか、どこを伸ばすべきかを意識すること。恥骨と結合している内転筋を使います。

1

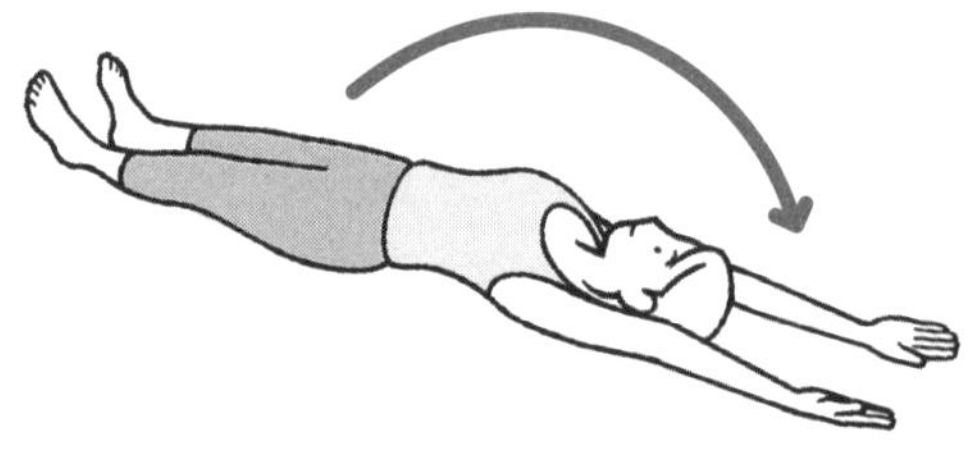

仰向けに寝て、両手を上げる。

2

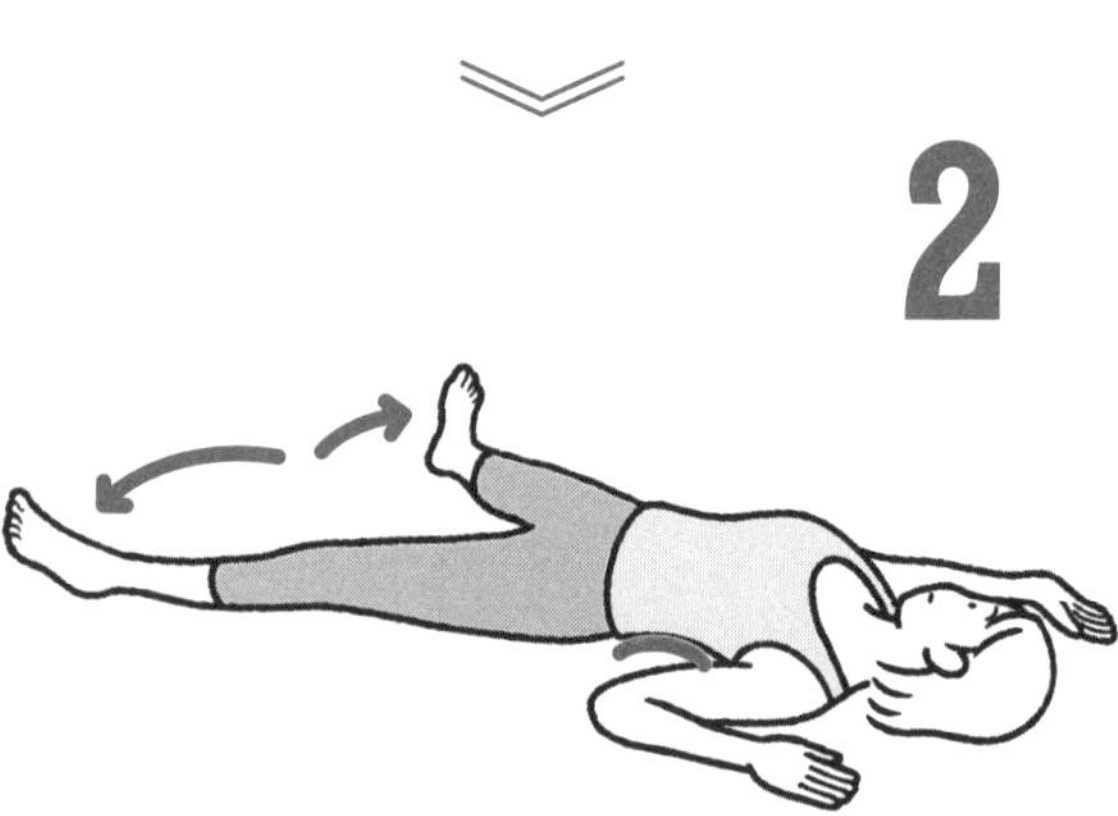

ひじを外側に張り出すように軽く曲げる。両足を、腰に軽く引っかかりを感じるところまで開く。

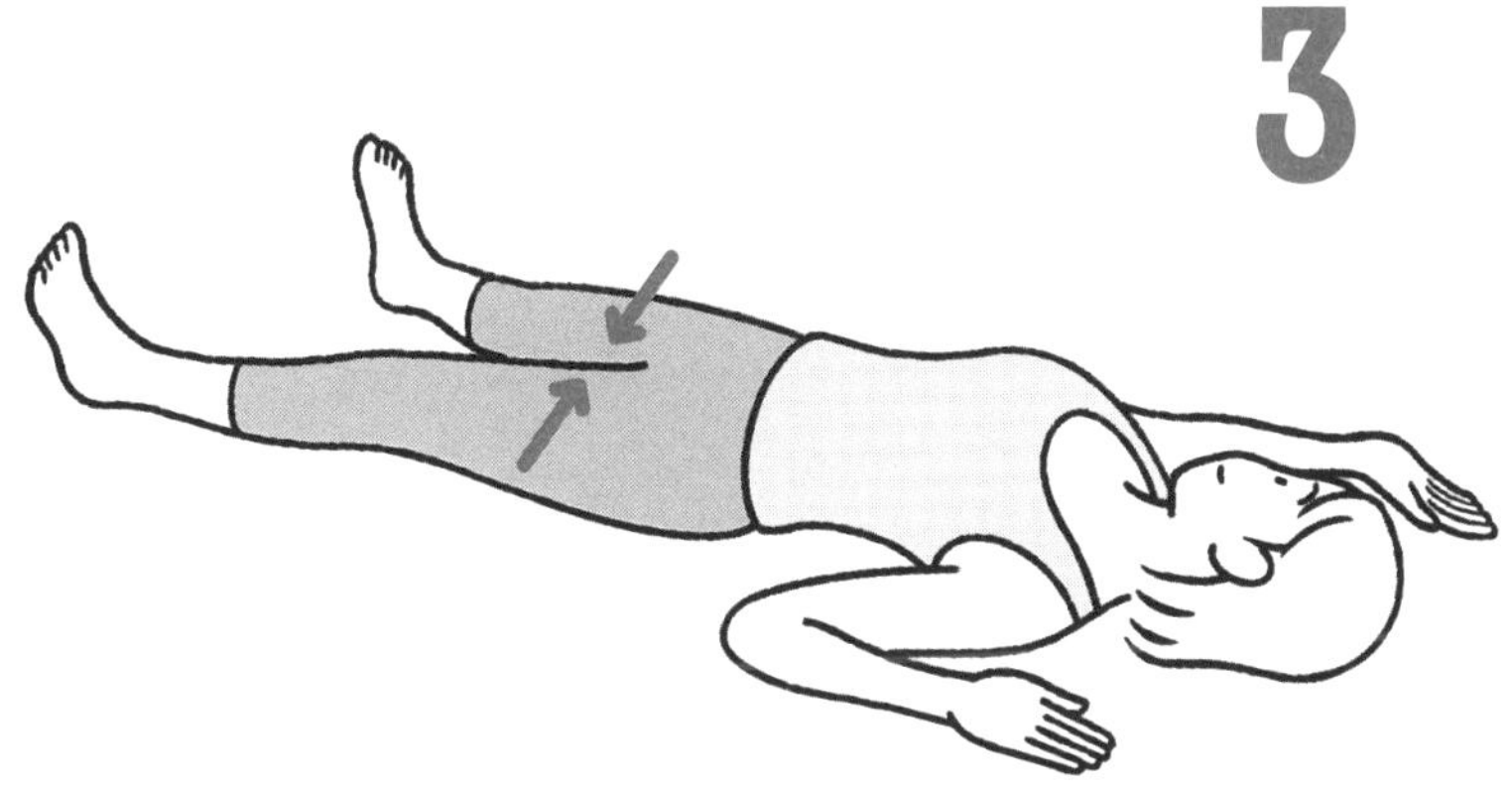

ももの内側にある内転筋を使って両足をゆっくり閉じていく。つま先は自然に開いたまま行う。

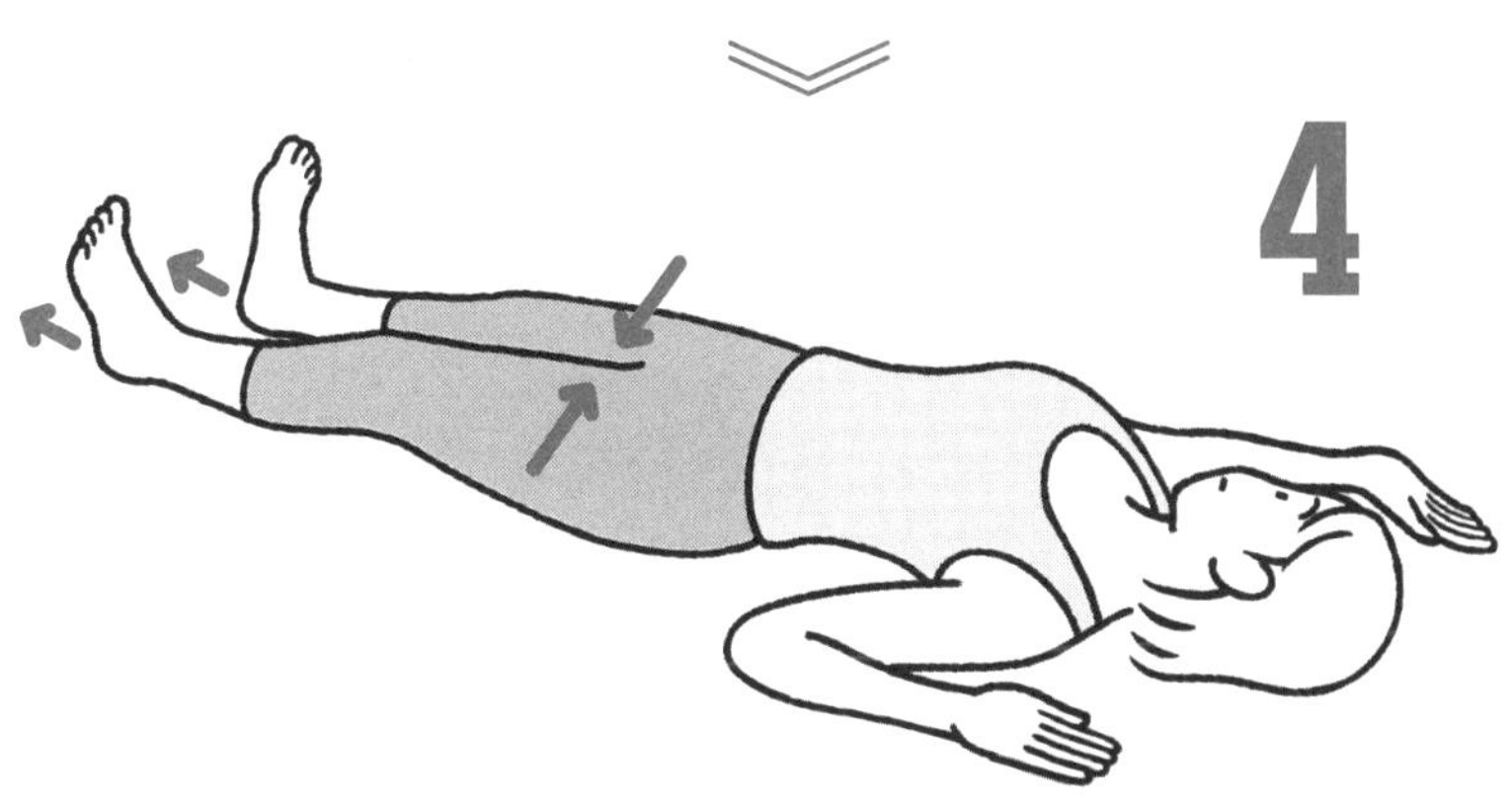

3分の2程度閉じたところでアキレス腱を伸ばすようにかかとを突き出しながら、こぶしひとつ分まで閉じる。ここまでを一連の流れで行う。3つ呼吸する間キープし、脱力する。

乳腺炎や腱鞘炎の痛みには

産後のトラブルはあれこれとありますが、授乳中はとくに気軽に薬を飲むこともできず、つらい思いをされている方も多いですね。整体の対処法を取り入れて、なるべくからだへの負担を軽くして、赤ちゃんと過ごしていただきたいと思います。

おっぱいが腫れてしまう乳腺炎にも、C体操（36ページ）がおすすめです。ろっ間をゆるめ、乳腺の流れをよくしてくれます。症状が重くなる前に予防的に体操をやっておくと、痛みが出にくくなります。痛みが強いときは、患部に蒸しタオルを。抱っこ疲れによる腱鞘炎にも蒸しタオルが効果を発揮します。

蒸しタオルは、あらゆる痛みに対応できる万能薬です（※ただし出血や頭部打撲の直後は控えます）。

患部に熱刺激を与えるこの方法は、カイロなどと違い徐々に温度が下がっていく点がポイント。タオルを当て始めた頃は高い温度で、急激に皮膚が熱せられ、筋肉が緊張します。老廃物が滞ってこわばった患部を刺激し、低下した機能を目覚めさせてくれるのです。

そしてタオルが冷めていく過程で、緊張した筋肉はゆるみ、血流が促されます。この時に痛みや不快感が緩和され、症状が軽減されます。そして患部周辺の組織が活性化され、血液や体液の流れをよりサポートします。

痛みが出ている患部に当てても改善されないときは、連動する場所に熱刺激を与えることで、痛みが緩和されることも。**後頭部・肩甲骨の間・腰・へその上は熱刺激がよく効く万能ポイント**なので、試してみてください。

また、痛みのある部位に限らず、イライラや憂うつな気持ちなどメンタルの不調にも蒸しタオルは効果的。後頭部、上丹田、へその上の3カ所のうち、「一番気持ちいい」と感じる場所に当てると気分がすっきりします。

この蒸しタオル法は、子どもにもやってあげられます（146ページ）。何よりやってもらうと気持ちがよく、リラックスできるので、覚えておくとさまざまなシーンで役に立ちますよ。

局所の痛みに効く蒸しタオル

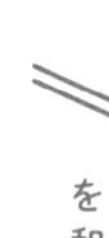

蒸しタオルは、痛みのある患部に行うことで痛みを和らげる効果があります。

蒸しタオルの作り方

1

フェイスタオル程度の大きさで、厚手のタオルを使う。長い方を三つ折りにする。

2

さらに二つ折りにした状態で、水をたっぷり含ませる。

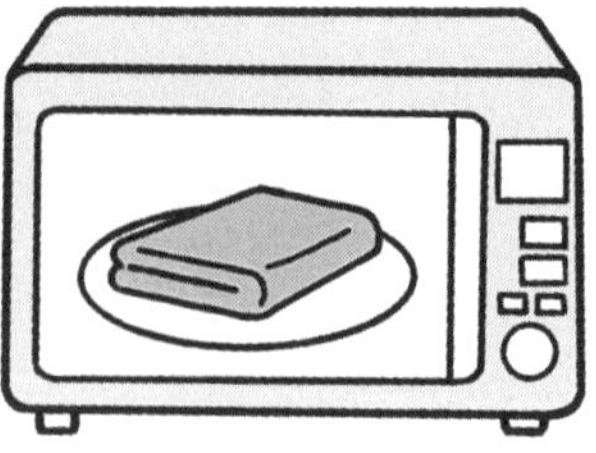

軽く絞って、電子レンジ(600W)で1分～1分半加熱する。やけどに気をつけて取り出す。熱湯に浸して絞る場合は、ゴム手袋をするとよい。

蒸しタオルを当てる場所・当て方

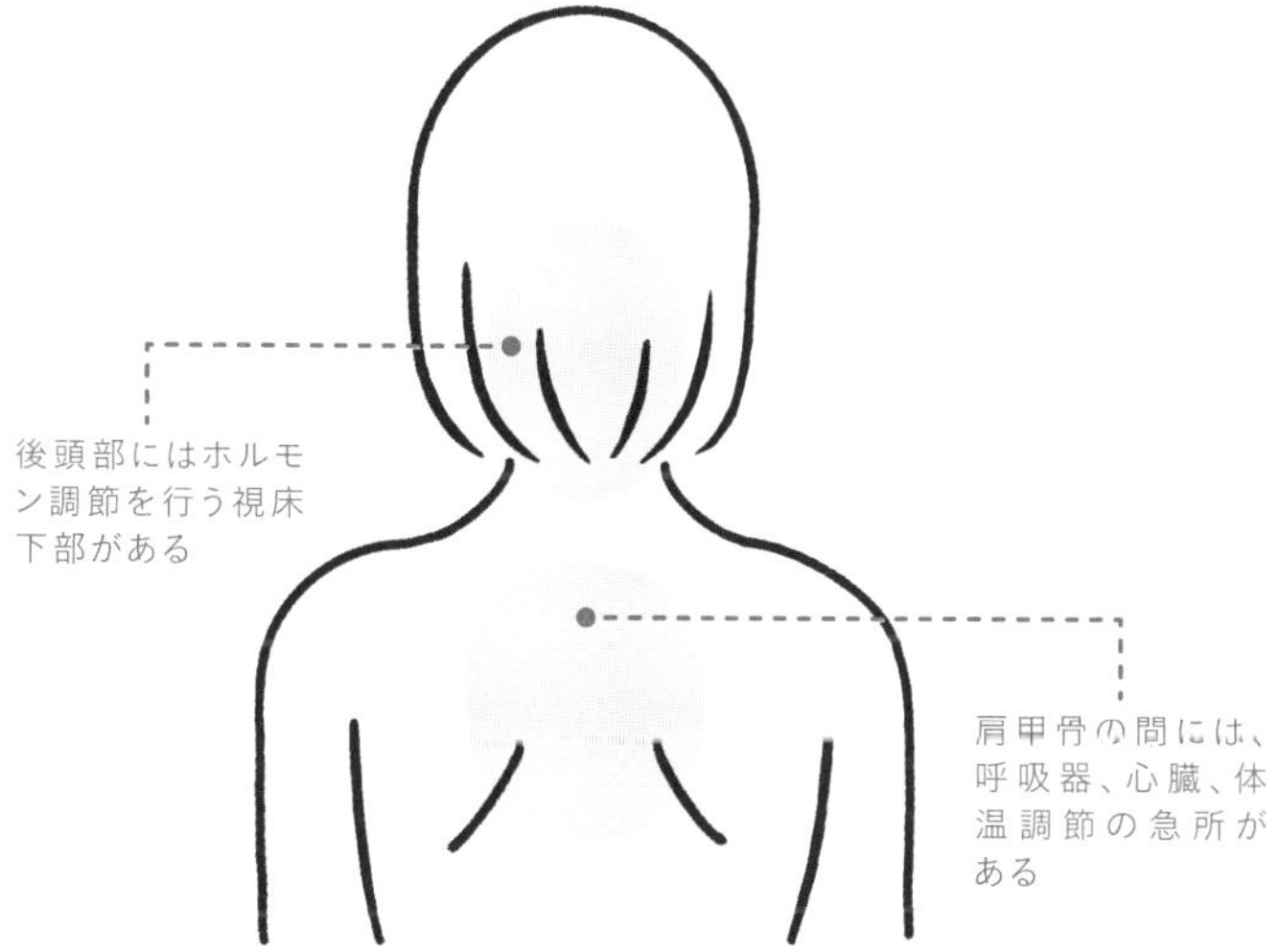

気になる部分に直接当て、3〜5分経ってタオルが冷めてきたら温め直す。その間、患部が冷えないよう乾いたタオルで拭いておく。全体が赤くなるまで、3〜5回繰り返す。蒸しタオルを行う間隔は大人は8時間、子どもは6時間程度あけること。

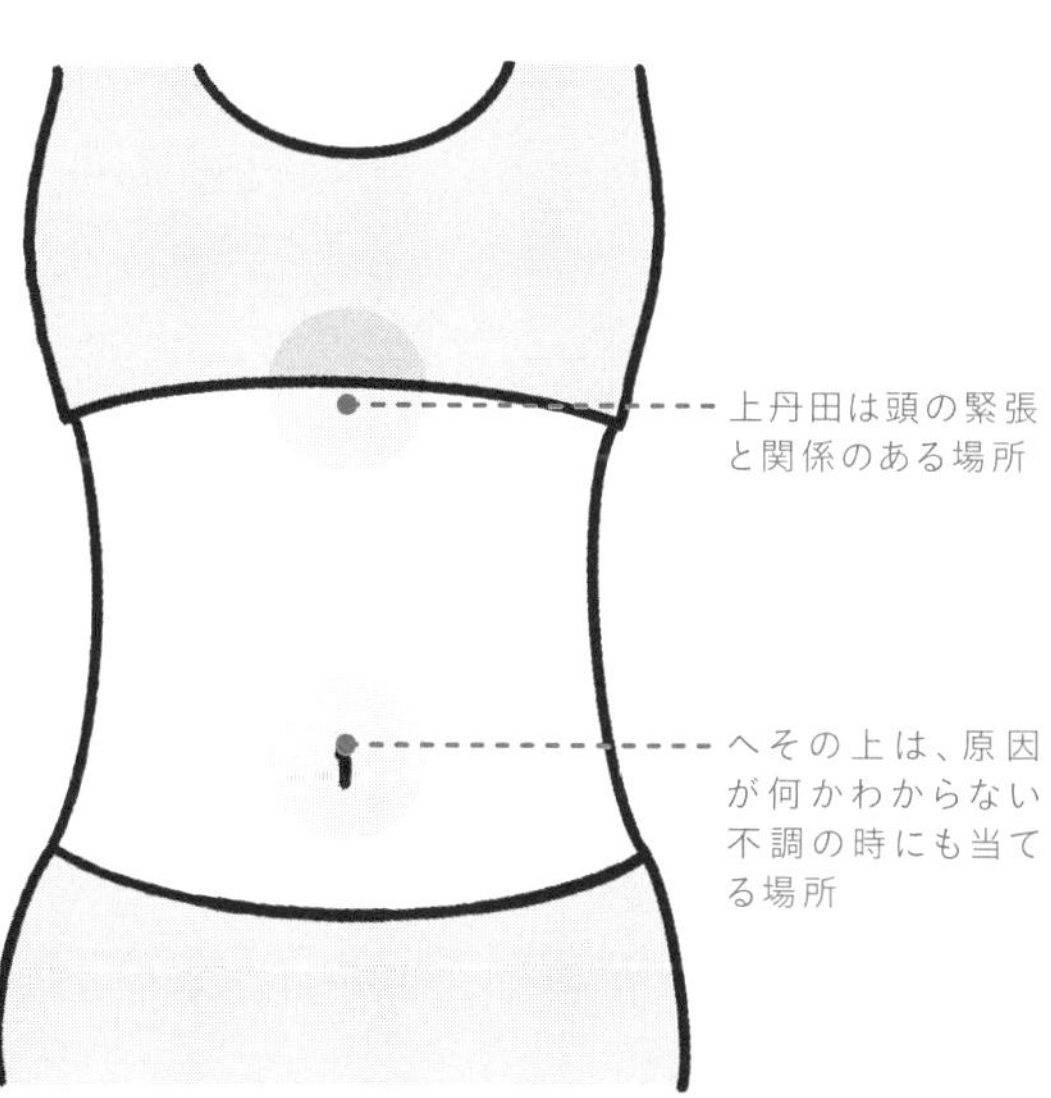

column

心配しすぎる親心。でも、信頼が子どもを育てる

井本整体の生徒の一人、Mさんは、自身の過去を振り返ってこんな話をしてくれました。

「母は過剰に心配する人でした。わたしのからだが小さくてアレルギー疾患を持っていたこともあるとは思います。母にとっては初めての子育てで、力が入っていたこともあるでしょう。わたしがちょっと咳をしたり、鼻をすするだけでも不安そうな顔をして、熱でも出ようものなら大騒ぎ。物心がついてからは『結局はわたしを信じていないのではないか』と悲しく思ったこともありました。

だから自分の子どもたちには、『あなたたちのからだにはすごい力があるんだよ』と伝えていきたいのです」

人のからだには、はかりしれない潜在的な体力と能力、治癒力が内在しています。

子どもが体調を崩した時、ちょっと元気がない時。親が過剰に心配したり、おろおろと動揺していると、子どもに伝わってしまうものです。

子どもの発達を見守るなかで、子どものからだの力を信じられること、経過を待てることはとても大事なことです。

成長の過程で、「うちの子だけできない」「ほかの子より遅い」と焦ることもあるでしょうが、親ができることは、子どもを信頼して、根気強く待つことです。

その前提には、親のこころに余裕がある状態、つまりからだがゆるんでいることが挙げられます。

整体でからだをゆるめ、どんな時も大らかにどっしりと構えて子育てにのぞんでください。

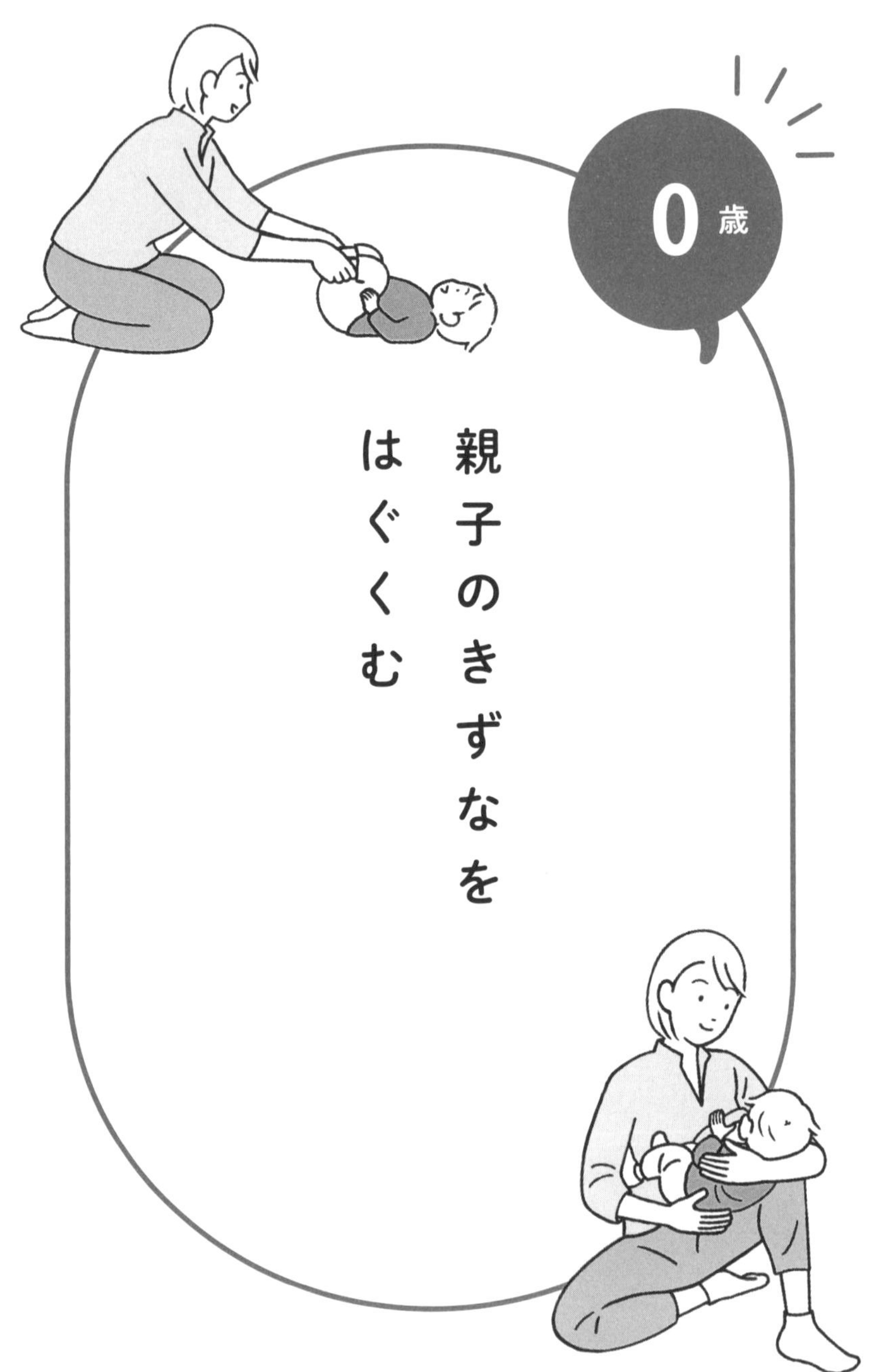

0歳

親子のきずなを はぐくむ

赤ちゃんの時から、ひとりの人間として接する

整体の考え方では、**おなかにいる胎児の頃から赤ちゃんを「ひとりの人間」とみなします。**赤ちゃんといっても、こころもからだも大人とは違う感受性を持った生き物。一個のいのちであることを尊重し、親御さんには、**おなかにいる頃からこころをこめて話しかけることが大切**だと説いています。

おなかの中でも赤ちゃんに声は聞こえていて、「自分に話しかけている」「何かを伝えようとしている」と脳を発達させていきます。

親がコミュニケーションを取り続けることで、赤ちゃんも自分の意思を表現しようという方向を向きます。生まれた後も、言葉がわからないだろうと思わずに、目を見て話しかけるようにしましょう。

生後2カ月くらいになると、「アーアー」と声を出すクーイングが始まりますが、この時もぜひ、やさしく目を見つめながら「そうだね」「お話がじょうずだね」と合いの手を入れてみてください。**赤ちゃん言葉ではなく、ひとりの人間として接する**ことが大切です。

抱き癖は心配しなくていい

ひと昔前の日本では、赤ちゃんが泣くたびに抱いていては「抱き癖」がつくといって、それを避けようとしました。けれど、赤ちゃんは泣くことで自分の不調や欲求を表現しています。

泣き声をあげることは、赤ちゃんからの大事な通信手段です。

空腹やおしっこが出ることを訴える時だけでなく、寝たいのに眠れない、なんとなく不安などの理由でも赤ちゃんは泣いて要求を伝えようとします。

これを無視してしまっては親への信頼を失ってしまいます。**自分が何をしても意味がないんだと、自己肯定感を育てることもできないでしょう。**

抱き癖など気にせずにしっかりと抱っこしてあげることです。抱いた時の重さが普段と違わないか、目に力があるかどうか、赤ちゃんの様子を感じながら、そのサインを読み取ってみましょう。

ひとつひとつの要求に向き合い、応えてあげるということに大きな価値があります。

子どもに限らず、信頼できる人に触れられていると人はこころから安心することができます。この時に得る安心感が、これから社会で生きていく際のこころの強さをつくっていきます。

もちろん、家事の途中で、すぐに手を離せないこともあるでしょう。そんな時も、「ちょっと待っていてね」「もうすぐで終わるからね」と声をかけることが大事です。おなかの中にいる時から話しかけをしていた子は、きちんと説明するとわかってくれるものです。

「今してほしいことは何かな?」と考えたり語りかけたり、気をかけて子育てに当たっていれば、だんだんと我が子の要求がわかるようになってきます。そして、もしいつもと違う泣き方をしていれば、それもわかるように。

赤ちゃんの一番近くでその要求に応えること、それが子育ての勘を育てるファーストステップです。

1歳までの赤ちゃんのからだの成長

生まれてから1歳までの赤ちゃんはすごいスピードで成長をしていきます。日々どのようにからだが育つのか、気をつけてあげたいこととあわせてお伝えしていきます。

生後3カ月～5カ月

生後3カ月頃になると、首がすわります。首のすわり具合と目の動きから、脳の発達具合がわかります。

赤ちゃんの成長は、脳→目→首→腰という過程をたどるので、脳が順調に成長すると、目でしっかりものを追いかけ、捉え、次いで首がしっかりすわってきます。その後、腰が安定して足に力が入るようになっていきます。

首がすわると指先や手に動きが出てきて、自分のほしいものをねらって握りしめられるようになってきます。腕を動かすことでその動きと連動する肺にも力がついていき、寝返りを打てるようになります。

うつ伏せになった赤ちゃんが、両手両足を宙に浮かせて飛行機のようにピーンとしていることがありませんか？　ほほえましい姿ですが、あれは**からだの中心に力を集めるとても意義深い行動です。**

整体では「ひこうき体操」（１０２ページ）と呼び、大人でも行います。飛行機をしているときの赤ちゃんは、心地がよくて目をキラキラとさせています。自分のからだに必要なことを、誰に教わらなくとも子どもはちゃんと知っているのです。

ひこうき体操ができるようになってくると、ぐにゃぐにゃだったからだがだいぶしっかりしてきます。そしてだんだんと意識もはっきりしてきます。

6カ月～12カ月

寝返りが打てるようになると、背骨がしっかりとしてきて、いよいよハイハイのできる発達段階に入ります。

ハイハイは、自分が「行きたい」と思う方へ自分の力で動いていくという本能で行われます。興味を持つ対象が広がり、そこへ自主的に動いていくという目覚ましい成長です。

ハイハイをするうちに肺の力がより強くなり、腰にもしっかり力が入るようになります。

すると、後ろ向きにもハイハイをするようになります。からだのいろいろな部分が共同作業をしながら、からだの使い方を覚えていく段階です。

では、「うちの子はハイハイをしない」「しないままつかまり立ちから歩行してしまった」という場合はどうでしょう。本来、ハイハイは自然な成長の一過程ですが、**呼吸器と関係の深い胸椎や腰にうまく力が入らないと、その過程を飛ばしてしまうことがあります。**赤ちゃんの動きにはひとつひとつ意味があるのです。

13カ月

整体では、生後13カ月の時期を「命定めの時」といいます。母親からもらった免疫がなくなり、自分の力で生きていけるかどうかが試される時期というのが名前の由来。

この段階を踏むときに、熱を出すことがあります。熱については72ページで詳しくご説明しますが、整体の考え方では**発熱は古い細胞を壊して新しい細胞をつくるための大事な経過**と捉えます。熱を利用して、破壊と建設を繰り返しながらからだを成長させていくのです。

歩き出すのも、この時期。二本の足で歩き始めると、最初は足の外側に力が逃げて左右にからだが振れ、転ぶ時は斜め前や横に倒れます。徐々に、足の親指に力を入れることを覚え、重心が前へ前へとかかるように。

前へ倒れそうになるのをかかとに力を入れてこらえ、小指にも力が入るようになります。すると連動して腰に力が入るようになります。腰に弾力が出てきて、骨盤がしっかりとしてきます。これが乳児期から幼児期への切り替わりです。

赤ちゃんの生活で気にかけてあげたいこと

赤ちゃんの生活環境

赤ちゃんが主に過ごす部屋は、**薄暗くて静かで、刺激の少ない環境**が理想です。日当たりのよすぎる部屋、蛍光灯の眩しい部屋、人が行きかう通路に近い部屋などは、光と音の刺激が強く、ゆったりと眠るのに適しません。**赤ちゃんは眠りながら成長していくものなので、そのジャマをしないような部屋づくりを心がけましょう。**

また風の通りがよすぎる場所も、体温を奪うのでよくありません。大人より体積が小さいため、からだが冷えるのも早いのです。

同時に、大人より熱くもなりやすいので過度な厚着は避けましょう。足の裏から熱を放散するので、寒くても布団に入れる時は靴下を脱がせることです。そして**夏のエアコンを嫌う方もいますが、上手に使って温度や湿度を調整することも大切です。**

とにかく体温調節がまだうまくできないので、冷えやすかったり蒸れやすかったり。不快感から機嫌が悪くなるだけでなく、からだの硬直を招き不調の原因となることも。

乾燥した空気も、不調を招く原因となります。冬場は濡らしたタオルや洗濯物の室内干しで湿度を保つようにしましょう。大人でも乾燥は嫌なものですが、赤ちゃんはより乾燥に弱く、肌がガサガサになることをはじめ、悪化すると便がゆるくなったり、呼吸器の調子を悪くしたりします。

風呂はからだを丈夫にする運動

赤ちゃんの清潔を保つことは大切ですが、入浴にはそれと同じくらい大事な役割があります。それは「運動」と、「体調を整える」という効果。お湯の中でからだを動かすことによって得る刺激が、赤ちゃんの体調を整えからだを引き締めてくれるのです。

お風呂を効果的に使う、赤ちゃんにとって心地のいい入れ方があります。

まず、お湯の温度を39度（冬は40度）にして湯船につからせ、からだを洗った後、お湯の温度を2度上げて上がり湯にします。こうすると赤ちゃんのからだが締まってきます。適温は人によって、体調によって1度前後の違いはありますが、熱すぎる温度はいけません。そして体積が小さくすぐに全身に熱が回る赤ちゃんですから、大人がちょうどいいだけの時間入れていたらのぼせてしまいます。大人が温まる前に、湯船から出すようにしましょう。

のぼせるような入れ方を続けていると、かえって体調を崩してしまうので注意が必要です。赤ちゃんがヒステリーぎみになったり、風呂に入れようとすると泣いたりするなどの反応が出てきたら、お風呂の入れ方を見直してみてください。

そして赤ちゃんには、ゆったりと湯船につかってもらいましょう。安心できるように、必ず赤ちゃんの頭と首、腰に手を当て、しっかり支えてゆっくりお湯に入ります。この時「だんだん、だんだん入るよ」などの声をかけると、赤ちゃんも回を重ねるごとにその言葉で状況把握ができるようになります。

コミュニケーションがスムーズになるには、日々のこうした声かけがとても大切です。

赤ちゃんを抱くときは、親の心臓の側に頭がくるようにします。心音が聞こえると、安心するためです。後頭部をお湯につけるとのぼせやすいので、手のひらで包んでお湯の上に出るように。

もしどうしてもお風呂が苦手な赤ちゃんでしたら、タオルや大きなガーゼにくるんだまま湯船に入れてみてください。話しかけながらゆっくりと入り、自分のからだに赤ちゃんをしっかりとくっつけて。慣れてリラックスしたら、しっかり支えたままからだから離しても大丈夫です。
お風呂から上がったら、湯冷ましを与えてしっかり水分補給させることを忘れないでくださいね。

寝ないときには

入眠がスムーズで長時間眠る子は、「親孝行ね」なんて言われますね。それだけ、親にとって「なかなか寝ない」「すぐ起きてしまう」のは悩みの種ということです。

子どもが寝ないのには必ず何か理由があるものです。夜いったん寝ついても何度も起きてしまうときは、前述したように赤ちゃんが落ち着いて寝られる環境かどうかをもう一度確かめましょう。特に赤ちゃんの体温調節がうまくいっていないことが多いようです。赤ちゃんの体温は高いので、**少し薄着にしてやる、ムシムシと暑いときはエアコンを適切に使う**ことで、寝つきやすくなることもあります。

また、外出した日などに夜なかなか寝なかったり、幾度も起きてぐずるようなことがあったら、昼間に強過ぎる刺激がなかったかどうか振り返ってみましょう。車に長い時間乗っていると、赤ちゃんの目には車窓の流れが速過ぎて負担になることがあります。光が強過ぎること、振動なども強い刺激になるので留意してください。

なかなか寝なかったり、夜泣きが収まらないようなときは、赤ちゃんの背骨を指の腹でたどってみてください。硬かったり、出っ張っているところがあったら、その部分を中心に、優しくさすってみましょう。からだがゆるんで睡眠を促します。

おなかが張っているときも、寝られないものです。便秘気味だったり、ガスがたまっているようであれば、便秘の体操（左ページ）を行いましょう。おなかに手を当て、おなかを「の」の字に優しくさすると、げっぷやおならが出てラクになり、すっと眠れるようになることもあります。

赤ちゃんの便秘の体操

からだの反発を利用した動きで、直腸を刺激し、便秘を解消させる体操です。おむつ替えの時などに、楽しく遊び感覚で行ってください。

1

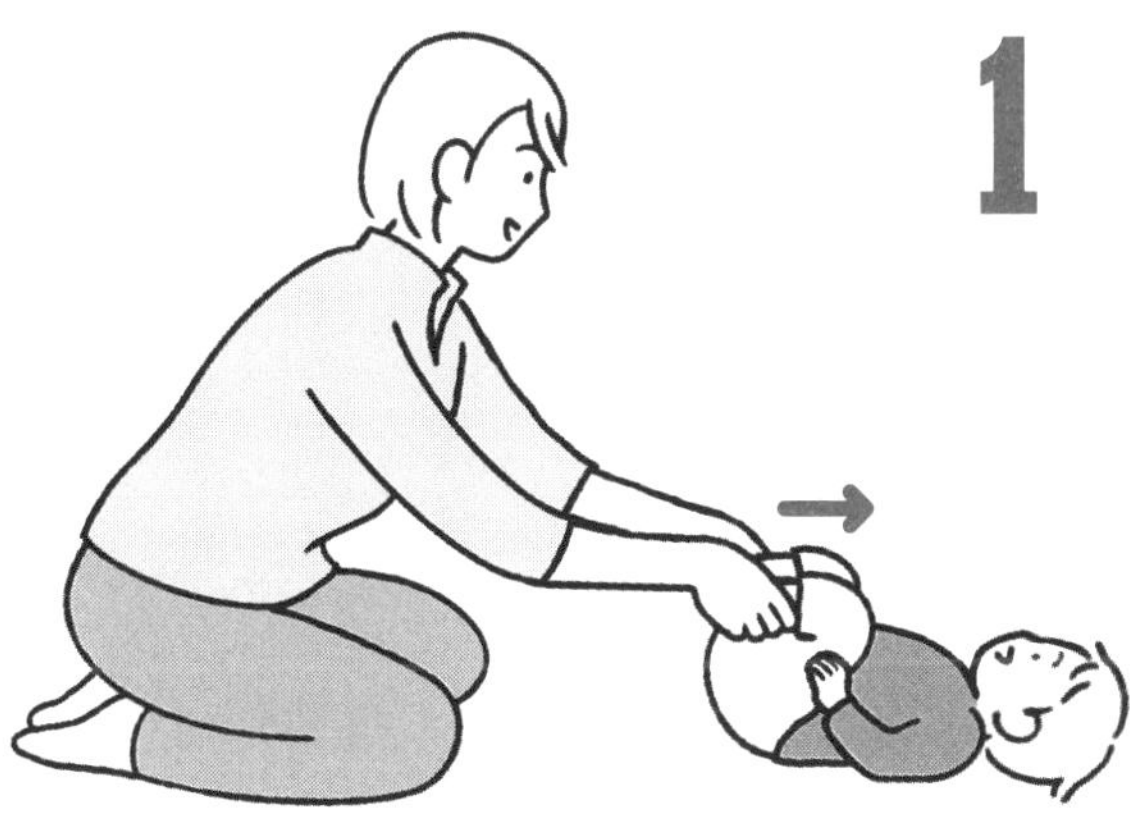

子どもを仰向けに寝かせ、足首の上(アキレス腱と脛の骨)を持って、ひざをおなかに近づける。

2

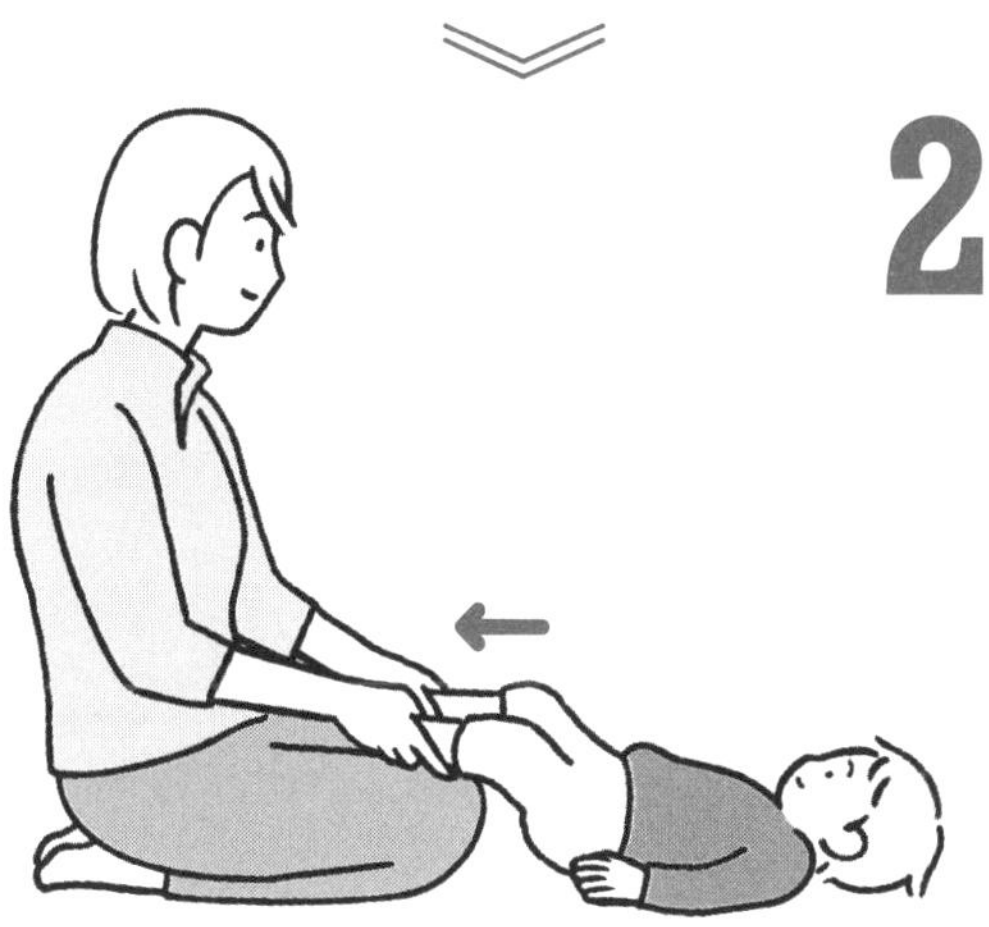

蹴り返そうとしてきたら、その反発を利用して手を離す。大人が力を抜いても蹴り返さない場合は、足を持ったままひざの曲げ伸ばしを繰り返す。

断乳はタイミングを見極めて

へその緒が切られてからずっと、赤ちゃんはお母さんのおっぱいやミルクを飲んで生命を維持し、成長します。その後補食（離乳食）が始まると、栄養源は徐々に「食事」へと移行していきます。

整体では、赤ちゃんが食べ物に興味を示すようになる**2カ月頃から補食を始め、7カ月前後での断乳をおすすめしています。**このころには母乳の味や栄養も薄くなってきていきます。敏感なお母さんであれば、もう与えたくないような感じがしてくるものです。赤ちゃんがふと「いらない」というサインを出したときに、そのタイミングを見逃すことなくとらえられると、断乳はとてもラクでスムーズです。

節目節目で手放していくこともまた、子育てのなかでは大切なことです。

本当はもう不要なのに、母親と赤ちゃん両方の精神的な執着によって授乳を続けていると、不都合もあれこれと出てきます。**授乳の負担が長らく母親のからだにかかることによって、ろっ骨が落ちたり、バランスが崩れたりとさまざまな体調不良の原因になります。**親子ともども夜中に起きてしまい、双方とも十分な睡眠がとれないのも問題です。

そして赤ちゃんにとって、ほかの食べ物に出合って好奇心をぐんぐん育てるはずの時期に、母乳に固執することで機を逸してしまいます。本当はほかの食べ物に興味が向いているのに、その要求を読めないでいると、ほかのことへの興味も失い、無関心な子どもになってしまうことも。

「今こそ」というタイミングがわかるようになると、子育ては相当ラクになります。日々子どもの様子をよく見て、コミュニケーションをよくとることで、生来の動物的勘を研ぎ澄ませてみてください。

子どもには動物性のたんぱく質が大切

離乳食を進める際も、「子どもの要求に沿う」ことが大切です。嫌がっているものを無理に与える必要はありません。基本的にはその子の食べたいものが、今からだにとって必要なもの。

井本整体では、離乳食で積極的に乳製品や動物性たんぱく質を摂っていくことを推奨しています。

今は6カ月ぐらいからおもゆやおかゆを与えていくことが多いようですが、**補食の初期段階からヨーグルトなどの乳製品や白身魚といった動物性たんぱく質を少しずつ与えていくのがおすすめです。**

3歳までは、からだをしっかりとつくる時期。その間に動物性のたんぱく質をきちんと摂って栄養が満ちていると、高い基礎体力がつけられます。からだも強くなり、病気をしたときの治りも早くなります。

なにより、子どもはお肉が大好きです。それは自然と、自分に必要な栄養を摂ろうとしているからなのでしょう。

笑顔を見せるだけでもいい

どんな動物も親を真似て成長します。目の前にいる人が笑えば赤ちゃんもつられて笑いますし、親がしかめっ面をしていたら子どもも表情が乏しくなります。

子どもは親の表情も、態度も、真似ながら大きくなっていくのです。

育児に家事に忙しくて子どもに微笑みかけているどころではない、というときは親御さんのからだがガチガチに疲れているせいかもしれません。**抱っこなどで腕を酷使していると、肺が下がり、前胸部が硬くなることで、表情筋までこわばってしまうもの。**ふと鏡を見たときに顔がこわばっているようなら、体操や呼吸法でからだをゆるめていきましょう。

夜寝る前、あるいは朝起きたとき、ベッドの中で寝たままできる呼吸法に深息法（38ページ）があります。毎日の習慣にして自律神経を整えていきましょう。ストレスを抱えてイライラしていると、ろっ骨が落ちてろっ間が詰まりがちに。呼吸法と合わせて重ね重ねの体操（34ページ）でろっ骨をゆるめてあげると、自然と笑顔が出てくるようになりますよ。

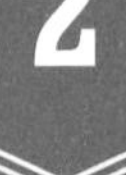

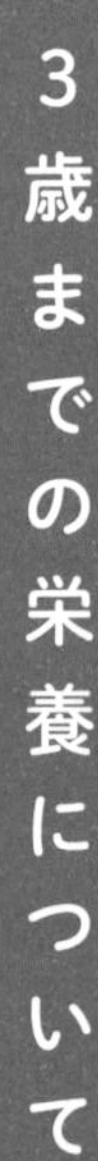

column 2 3歳までの栄養について

妊娠前から井本整体に通い、出産をされたSさん。世間とは少し違う井本整体の離乳食を実践されたそうです。

「井本整体では、母乳以外の補食は生後1カ月半から2カ月くらいに始めるよう推奨されました。果物の汁を薄めたものからあげ始め、3〜4カ月くらいから牛乳を与え始めます。その後、慣れてきたら卵、ヨーグルト、プリンなど、だんだんと固形物をあげていきます。3歳までは乳製品・動物性たんぱく質を中心に育てるのがいいとのこと。一般的な離乳食の進め方とは異なるため、初めて聞いた時は少し驚きました。

子どもが生まれて2カ月経った頃、そろそろやってみようかということで、りんごや柑橘類の果汁をちょっと薄めて飲ませました。母乳だけで満足だと思っていましたが、目を見開くような感じで、とっても美味しそうに飲んでいました。

生後3カ月頃には、牛肉の薄切りや鮭の切り身を茹でたものをガーゼにくるんであげました。とても喜んでちゅーちゅーとしゃぶっていました。

そして4カ月の頃から牛乳を少しずつあげ始めました。牛乳は、これが主食とばかりに、とにかくよく飲みました。生後8カ月で卒乳して、10カ月の頃には一日1リットルくらいの牛乳を飲んでいました。1歳になるまでに、ヨーグルト、プリン、クリームチーズ、茶わん蒸し、お魚などを食べていました。

まだハイハイしている息了が牛乳をごくごく飲む姿は、周りのママたちに何度も驚かれました。子どもが野菜を食べてくれないと嘆いているママ友に『野菜はあんまり一生懸命あげなくても大丈夫だよ。うちはほとんど食べてないよ』とそっと言うと『そっかー。すごく気がラクになる』と言っていました。息子がしっかり育っているのを見ているので、安心してもらえるようです。

息子は3歳を過ぎて、今は本当にいろいろなものを食べています。早生まれですが、4月5月生まれの同級生と大差ないからだつきで、今のところ風邪をひいても長引かせず経過できています。これも3歳までの栄養を大事にしてきたからだと思います」

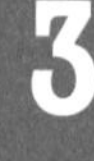
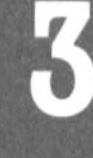

column 3 熱をこわがらない

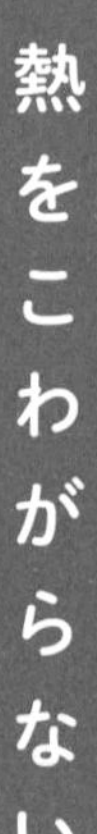

整体では、熱は出す時は出す、嘔吐や下痢も出す時は出す、そのことで体調を整えからだの発達を促すという考え方をします。バッと勢いよく出て、すぐにすっきり治まるのはよい排泄。とくに子どもにとって熱を出すというのは成長するうえでとても大切なステップです。

発熱には、バランスの崩れたからだを調整する働きがあります。血液中の白血球が増えて細菌やウイルスといった外敵から身を守ろうとする働きの一部が、熱となってあらわれます。発熱は古い細胞の「破壊」と、新しい細胞の「建設」を行う大きなチャンスなのです。

ですから熱が出たからといっても慌てずに、まずは様子を見ながら熱の経過を見守りましょう。咳や腹痛などがつらい時は、その箇所に蒸しタオルをするのも効果的です。熱が下がり、平熱以下になってからはゆっくり休養を。熱が下がったからといって急に食べ過ぎたり、冷たい水や風の刺激を受けたりするのは禁物。入浴も避け、静かに過ごしましょう。平熱に戻り、目に力が戻ってきたらいつも通りの生活で大丈夫です。

熱が出た後は、からだがリフレッシュして以前よりもたくましさを得ています。子どもが熱を出した後、急に言葉数が増えたり、卒乳をしたりという変化がみられることもあります。

これは風邪も同じです。子どもはよく風邪をひきますが、そこから回復する道筋をからだが覚えることで、風邪をひく前より強いからだを獲得します。病院でも、少しの風邪や発熱では安易に薬を出さなくなってきているのは、免疫をつけさせるためです。

季節の変わり目に風邪をひきやすいのも、自然の理（ことわり）。からだが環境の変化に合わせて、風邪というかたちで調整をしようとしているわけです。つまり、風邪をひけるからだ、熱を出せるからだは、よい意味で敏感な、健康なからだでもあるのです。

もちろん、風邪をひいている時も発熱時も、つぶさに様子を観察し、普段と違う兆候が見られるようなら、すみやかに専門医に相談しましょう。

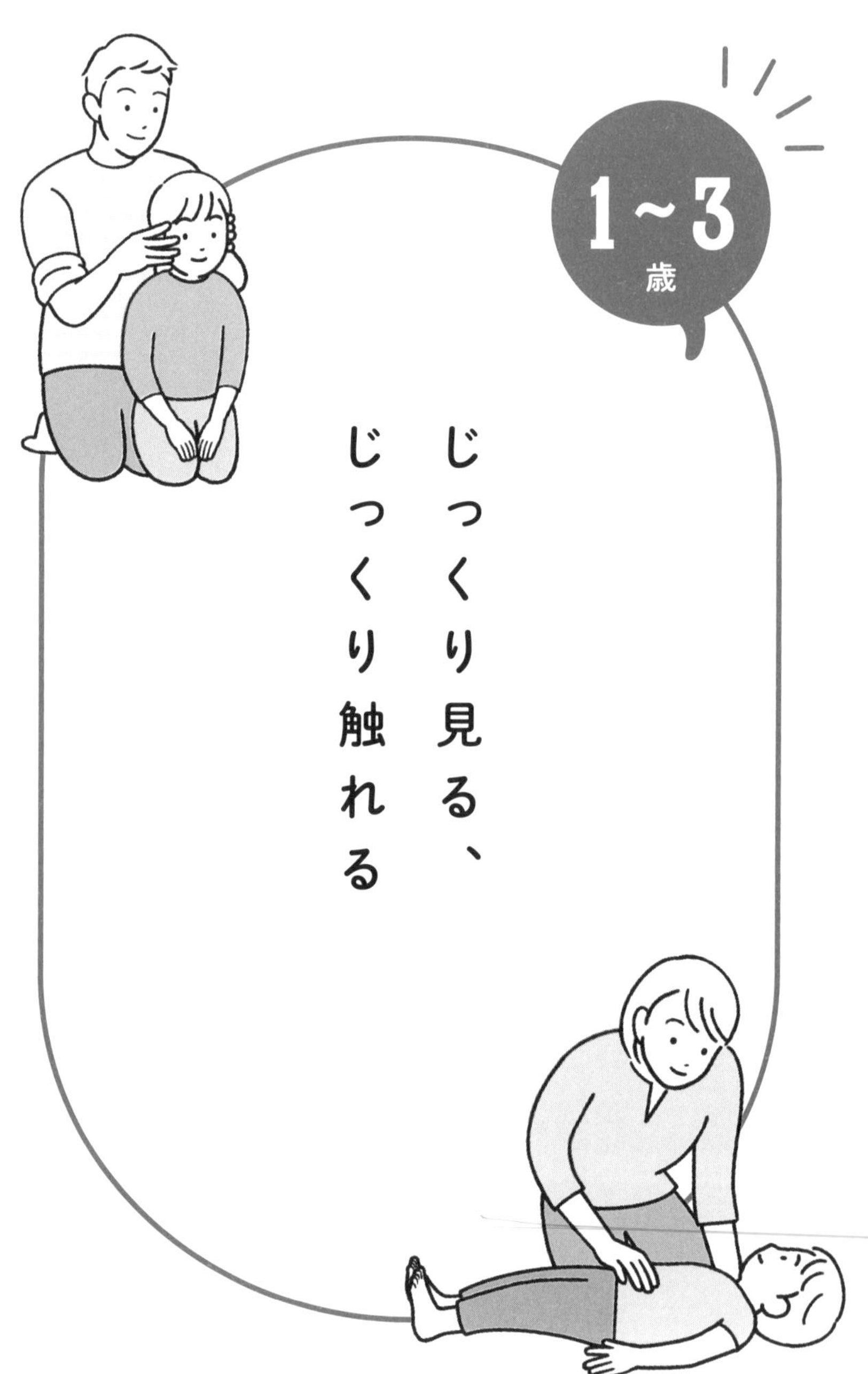

1~3歳

じっくり見る、じっくり触れる

一日1回、子どもにじっくり触れよう

1歳を過ぎて、一人で立ち歩き、だんだんと自我が芽生えていくこの時期。子どもはどんどん外に興味を向け、好奇心を広げていきます。

各家庭によって異なりますが、1歳から3歳ぐらいの間に、通園生活が始まり、四六時中一緒にいるという生活から、日中は別々の場所で過ごす生活にシフトしていくご家庭も多いかと思います。

子どもの社会生活がスタートすると、親も何かと忙しくなりますが、まだまだ子どもは自分のことを伝えられません。**一日1回、じっくりと子どもを見る時間を設けて、子どもの様子を把握しておきましょう。**

とくによく見てほしいのが、おなかです。**おなかは骨に囲まれていないので、体内の情報を外から確認しやすいという特徴があります。**毎日子どものおなかを触って確認しておく習慣があれば、その色つやや手触りから、「今日はいつもと違うな」と体調を知る手がかりになります。

健康な子どものおなかはふくよかでツヤがあり、しっとりと吸いつくような感触があります。時計回りに「の」の字を描いた時に、ひっかかりがなくスムーズに描けます。みぞおちには湿り気があり、かさつきがありません。

おなかをなでた時に**皮膚がザラザラしていたら、食べ過ぎている可能性**もあります。食欲がない時に無理に食べさせていないか、振り返ってみましょう。

おなかが極端にへこんでいたり、硬くなっているときは、腹部の不調だけではなく、頭などを打っていることもあるので、気をつけて見ていきます。

昔から、治療のことを「手当て」と呼びますね。痛みや苦しみを感じている時、手を当てるとそれがやわらぐ。そこには信頼する者同士の気の交流があります。心身が落ち着き、本来からだに備わっている治癒力を発揮できるのです。

そしてなにより、**信頼する親に丁寧に触れられて、自分のからだに向き合ってもらえる充足感は格別のもの。**親から愛されているということを十分に感じることで、子どもは自分の尊さを認め、自信をつけていきます。

「の」の字でおなかをチェック

おなかに手を当て、おなか全体を「の」の字になぞる。調子が悪いとザラザラしていて滑りが悪かったり、乾燥して粉をふいていたりする。優しい気持ちで、気を込めて行うことがポイント。

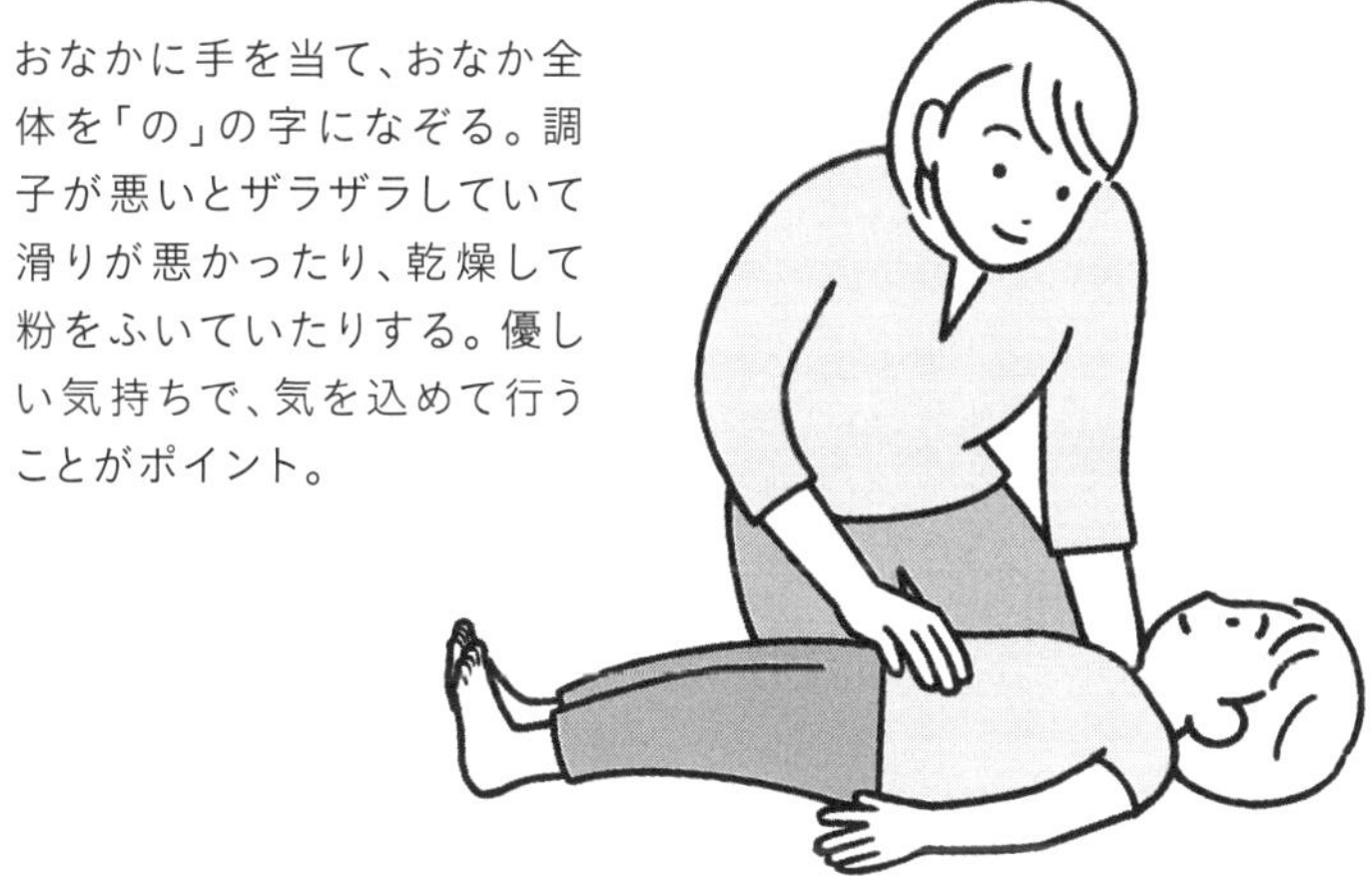

おなかにあるポイントに導気

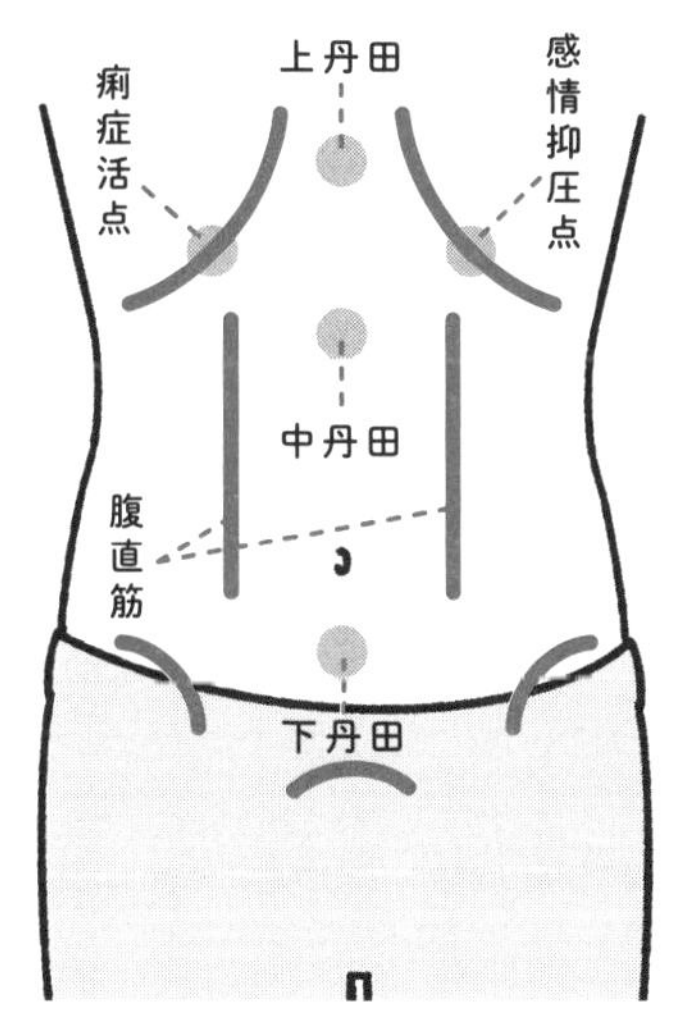

硬いところや冷たいところ、痛がるところがあれば、そこに手を置いて、子どもの吐く息に合わせてやさしく手の重みをのせて導気する。痢症活点（りしょうかってん）は肝臓まわりの状態を表す解毒のポイント、感情抑圧点はこころの状態を表すポイント、下丹田は生命力や回復力を表すポイント。

子どものメンタルは「ろっ骨」で確認する

子どもが保育園や幼稚園に行きたがらない時、機嫌が悪い時、叱られて落ち込んでいる時など、**心理的な抑圧を抱えているときにからだを触ってみると、上腹部やろっ骨が硬くなっている**ことがよくあります。

とくに、左側ろっ骨前面の一番下の骨と左の腹直筋が交わる部分の「感情抑圧点」が硬くなっていたら、ストレスでからだ全体が緊張しているサイン。呼吸器も硬くなっていて、深い呼吸ができません。

また、**ろっ骨が硬くなると、それをゆるめようとして咳が出やすくなる**ことがあります。風邪をひいているわけでも、食べ過ぎてもいないのに咳をするときは、メンタルの負担がからだに出ている可能性もあります。

ストレスの原因がわかり、取り除けるならばそれが一番。すぐに思い当たらなくても、様子を見ることを大事にしながら、**硬いところに蒸しタオルを当てたり、ろっ骨寄せなどを行う**と、からだがゆるむにしたがって気持ちも落ち着いてきます。

こうして触れて「手当て」をしてもらえること自体が、精神の安定にはとても有効です。

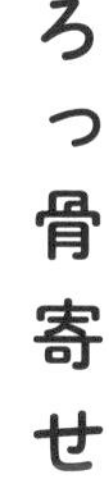

ろっ骨寄せ

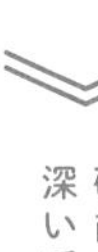

硬直を感じる部分があれば、そこから中心に向けて深い呼吸が入るようにイメージしながら行います。

子どもを仰向けに寝かせ、ろっ骨の両側に手を当て、中心にやさしく寄せるようにする。子どもの呼吸を感じながら、手を大きく使うようにする。

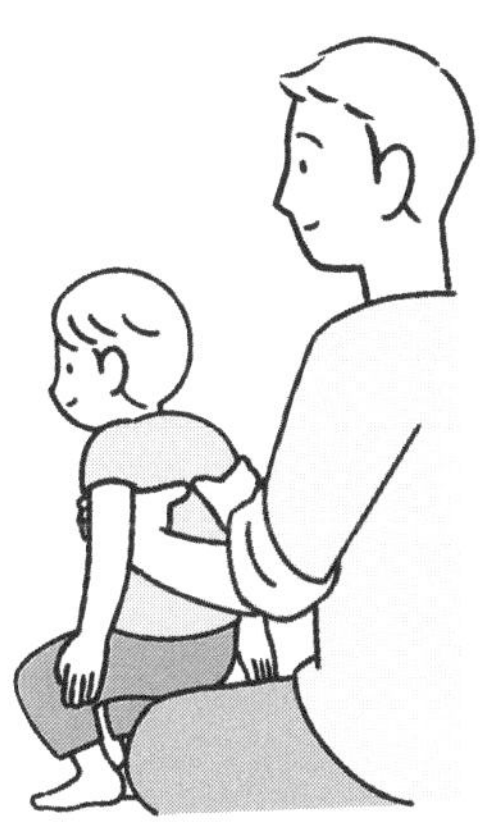

咳が止まらない子の場合、背中側からろっ骨を包み込むように抱え、左右から中心に向けてやさしく寄せる。

イヤイヤ期は、自立とともに分別を学ぶ時期

それまで何もできなかった赤ちゃんも、いよいよ言葉が話せるようになり、活発に動けるようになり、「わたしは、ぼくは、こうしたい」という意思を持つようになってきます。「イヤイヤ」とか「反抗」と呼ばれますが、これは立派な発達の表れ。**自己を主張できることは、自立への大事なステップ**です。

「液体をこぼしたがる」「スプーンをわざと床に落とす」「棚から物を引き出す」など、いたずらも増えてきますが、それを**頭ごなしに叱りつけたりやめさせたりすることは、自発性の芽を摘むことにつながります。**

危険の及ばない範囲であれば様子を見ながらやらせてあげたり、大声で叱るのではなくゆったりとした気持ちで見守ることも、時には大事です。

たとえば、棚の下段は引っ張り出してもいいものにしておく、不要なチラシをあげて好きに破かせてあげる、公園に連れ出して補助をしながら高いところに上れる時間をつくるなどです。

これもまた、我が子をよく見るということです。

「今何に夢中なのか。どんなことをしてみたいと思っているのか」がわかれば、それに適した機会をつくってあげられるようになると思います。

しかしながら、何がいけないことで、何がしていいことなのかの分別は、この時期に一緒に伝えていく必要があります。

子どもの要求を読むことと、子どもの主張をなんでも受け入れることとは、まったく目的が異なります。

してはいけないことや、危ないことを注意するときには、感情的になったり、怒鳴りつけたり、脅すようなやり方は避けなければいけません。

怒鳴られたり、脅されたりすると、子どもはどんどん萎縮して、自己主張ができなくなってしまいます。**萎縮した子どもには、腰が華奢（きゃしゃ）で肺が弱いケースがよく見られます。**自信も育ちにくく、集中力も欠け、落ち着きのない子どもになってしまいます。

子どもに注意するときは、目を見て、しっかりと言葉で伝えることです。まだ言葉の正確な意味がわからなくても、親御さんが真剣に伝えようとする気持ちが大切です。親が子どもとまっすぐに向き合って伝えたら、子どもなりに相手の心を読もうと努めます。それが積み重なっていき、子どもは人との関わり方を学んでいきます。

トイレトレーニングは早めに

おむつの取れる時期は早い方がよいと考えます。

余裕があれば、**首がすわる前からでもトイレの習慣づけは始められます。**

朝起きたら、トイレにつれていく、もしくはおまるにのせて、「しーしー」と言葉で誘導します。おまたをちょんちょんと触って、「ここから出していいよ」「今出していいよ」と教えてあげるとよいでしょう。うんちの場合、赤ちゃんはもよおすと、真剣な顔つきになって何かを訴えかけてきます。この時を見逃さずにおむつを外してトイレにつれていくことです。

哺乳類の動物の多くは、生まれたての赤ちゃんをなめることで刺激して排泄を促します。トイレやおまるでの排泄が成功したら、「出てよかったね。こうやるんだよ」と声をかけて教えます。しっかり言葉で説明をしてあげると覚えていきます。

おむつが早く外れるメリットはたくさんありますが、子どもの側からすると実に単純で、トイレで放った方が気持ちいいから。パンツの方がからだを動かしやすいというのもメリットです。

何より、**おむつが外れるのは自立への大きな一歩であり、意識全体が変わります。**

食べない時は無理に食べさせなくていい

食べられるものが増えてくると、野菜も肉もまんべんなく食べさせたいと思ってしまうのが親心ですが、**嫌がるものを無理に食べさせることはしません。そして食べたがらない時も、無理に食べさせなくていいのです。**

もし食欲のない大人が無理に食べ物を口に突っ込まれたら、さぞ怒るでしょう。傷つきすらするのではないでしょうか。子どもも同じです。欲しくないものを無理に食べてもからだは栄養をうまく吸収できません。また、こころが反発して雑な動きが出てくることもあります。

子どもは本来、本当におなかが空いていれば、言われなくても一心不乱に食べます。

むしろ、**欲しがらない時は一食抜いた方が体調が整う場合もあります。胃袋が空になることで、呼吸器などのほかの機能が活性化し、からだを改善しようと働いていく。**大人にも効果のある方法ですが、子どもはとくに短期間で効果を見ることができます。

無理に食べさせるくらいなら、一食くらい食べない方が健康的なのです。

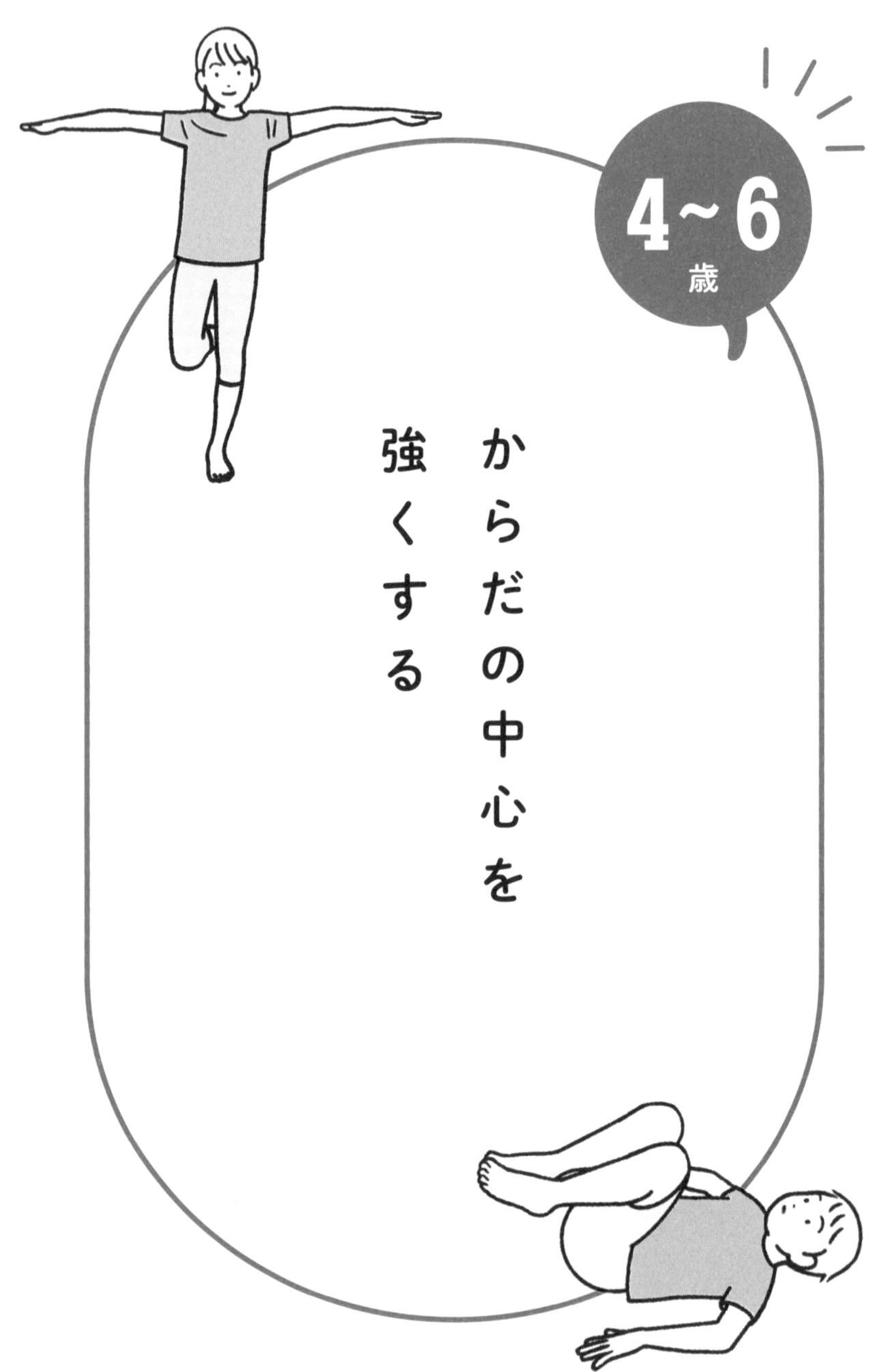

からだの中心を強くする

からだの基礎となる3つのアーチができてくる

からだとこころの健全な成長のためには、からだの中心をしっかりと育てることが大切だとお話ししましたが、その中心となるのが、首・腰・足裏のアーチです。

この3つのアーチは、3～4歳の間にできてきます。このアーチは子どもが跳んだりはねたりする動きのバネとなります。

このアーチがないと、上手なからだの使い方ができません。力の集約と分散がうまくできないために、**ラクに立っていることができずすぐに座り込んでしまいます。走ってもつまずきやすく、椅子に長時間座っていることもできません。落ち着きもなく、いつも疲れていて持続力がありません。**

これら3つのアーチは連動し、互いに関連しあっています。腰に適度な弾力とそりがあると足裏にもアーチができます。腰が立つと胸も開き、自然に首にもそりが生まれます。

つまりはどこかのバランスが崩れると、連動してほかの部分にも支障が出てしまうのです。

なぜアーチがなくなってしまうのか

からだのアーチは現代の生活や環境のなかで失われやすく、子どもも例外ではありません。最近では、まるで老人のようにまっすぐな棒のようなからだの子どもが増えているのです。

どうしてそのような姿勢になってしまうのでしょうか。**長時間スマホを見たりゲームをして、からだの一部分しか使わないと、全身を動かした時にくらべて、からだの疲れが取れにくいことがあります。**

ほかにもストレス、栄養過多（食べ過ぎ）による内臓の疲れ、風邪をひいた時に熱を上手に出しきれなかったことが関係することも。さらには、夏の猛暑などの異常気象で呼吸器の動きが悪くなり、それをかばう結果、腰に影響することもあります。

からだに負担がかかればこころも平常ではいられません。前屈姿勢は肺に負担がかかるので呼吸が浅くなり、怒りっぽくなったり、集中力が失われやすくなったりします。小さなことが気になっていつまでもくよくよしている子が見受けられることもあります。

3~4歳でできてくる3つのアーチ

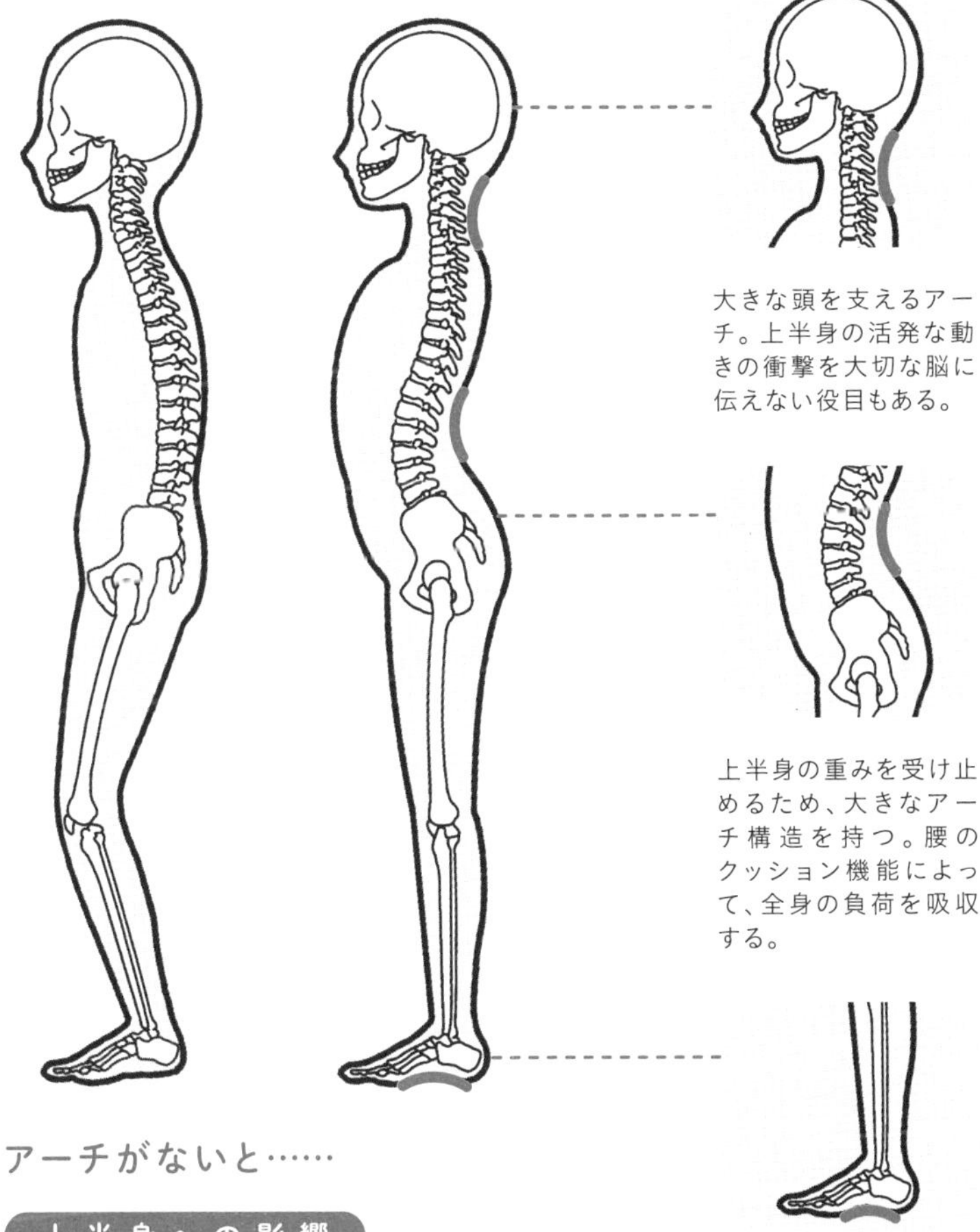

縦と横にアーチ構造を持つ。このアーチがないと疲れやすく、ひざや腰の負担になる。ストレスを抱えていると足の親指に力が入り過ぎ、アーチのバランスが崩れることも。

アーチがないと……

上半身への影響

肺に負担がかかり、呼吸が浅くなる
⇒集中力の欠如

下半身への影響

ひざが前に出て、重心移動に支障が出る⇒運動能力が低くなる

普段の姿勢や動作を確認しよう

子どもに3つのアーチがあるかどうか、からだのバランスがいいかどうかは、簡単な方法で確認することができます。

まず子どもが立っている時に、左右の肩の高さを確認します。正面から見た時に肩の高さが左右で大きく異なると、バランスが乱れている証拠です。次に横から見て、肩が前に出て背中が丸まっていないかを確認します。

さらに普段履いている靴底に注目すると、重心がバランスよくかかっているかどうかがわかります。靴底のかかとの減りが激しいということは、足を引きずって歩いているということ。この場合、**腰が疲れて骨盤が下がり、足裏のそりもなくなっている**可能性があります。靴底の外側ばかりがすり減るなど、偏りがある場合も同様です。

腰の状態は仰向けの時に見てみましょう。自然に仰向けになった時に足がどちらを向くかで腰の状態がわかります（90ページ参照）。

成長過程の子どものからだは日々刻々と変わります。**姿勢は心身の調子を知るバロメーターのひとつ**ですから、定期的に確認するようにしましょう。

見た目でチェック 1

肩が前に出ていないか？

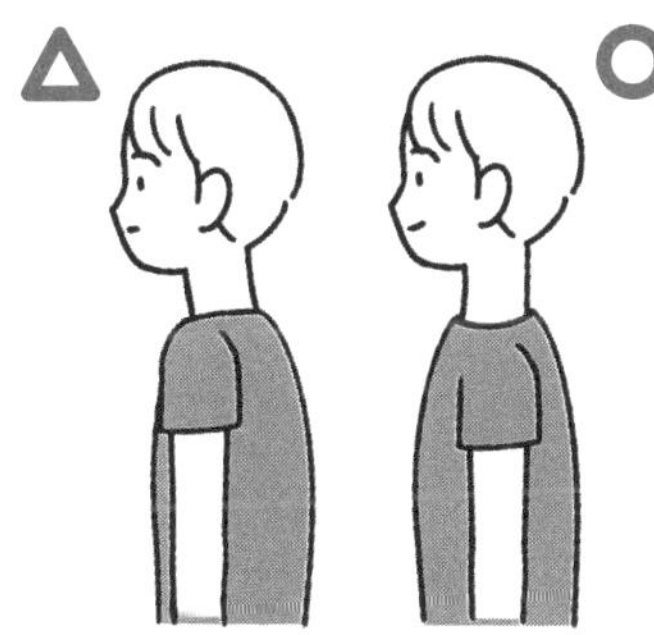

腰が下がっていると肩甲骨が外側に流れて肩が前に出て、背中が丸くなる。肩甲骨の間を蒸しタオル（49ページ）で温めるとよい。

肩の高さは同じか？

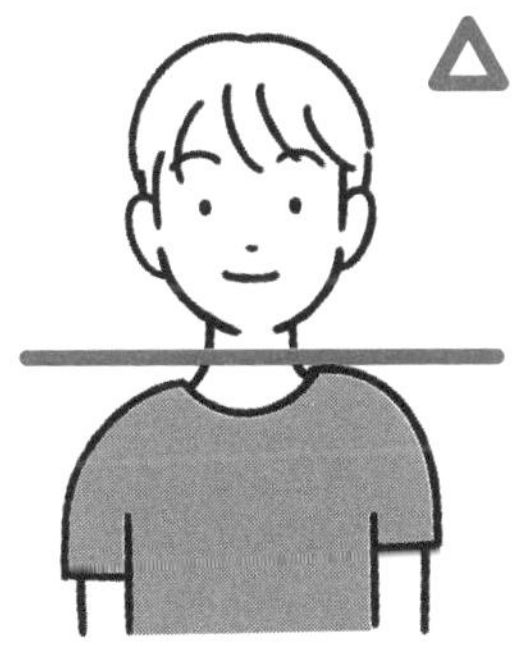

立っている子どもを正面から見た時に肩の高さに左右差があると、からだにこわばりがあり、それをかばうようなからだの動きをしている可能性がある。

靴底が激しく減ってないか？

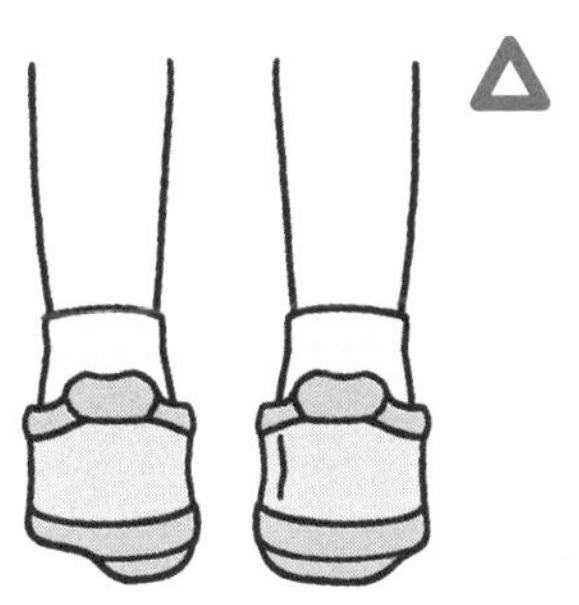

腰が下がると重心が後ろになりかかとを引きずりやすくなる。左右どちらかの靴底の減りが激しい場合もからだのバランスが崩れている証拠。

座った時腰に空きがあるか？

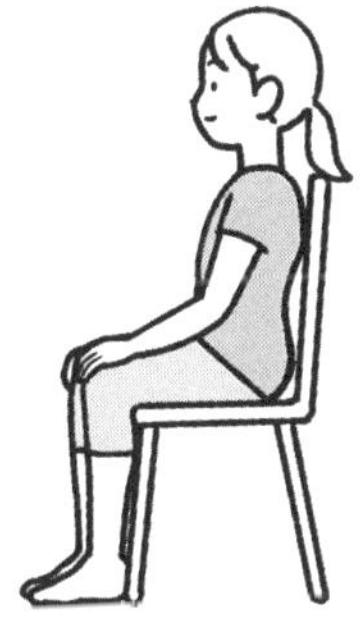

椅子に座った時、腰にアーチがあると背もたれと腰の間にすき間ができる。常に背もたれに寄りかかっているような場合、腰の下がりが疑われる。

見た目でチェック 2

仰向けになった時つま先が天井を向くか？

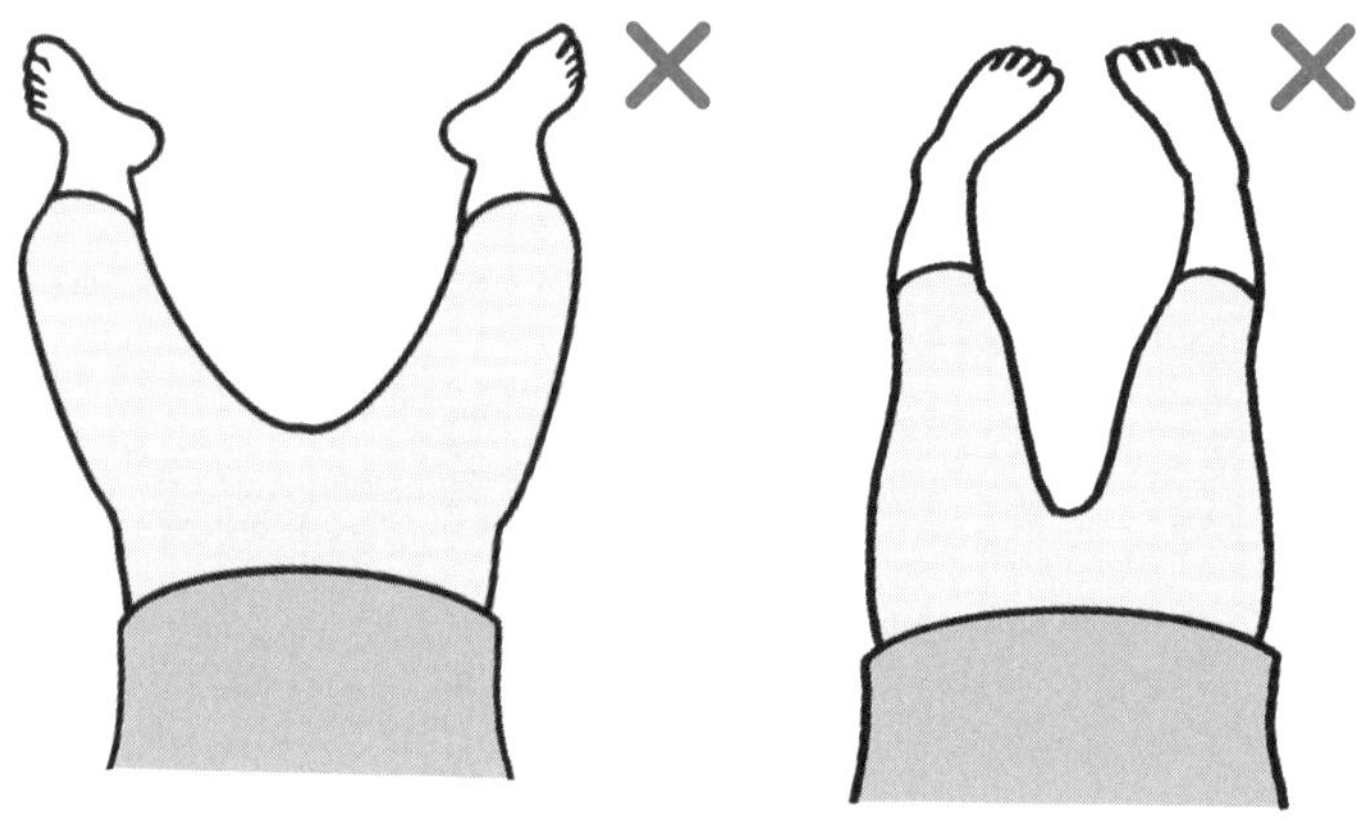

仰向けに寝た時に、大きながに股でひざが外側を向いているのは、腰がくたびれている状態。つま先が伸びて内股になるのは、骨盤が下がっているため。アキレス腱にもこわばりが見られる。

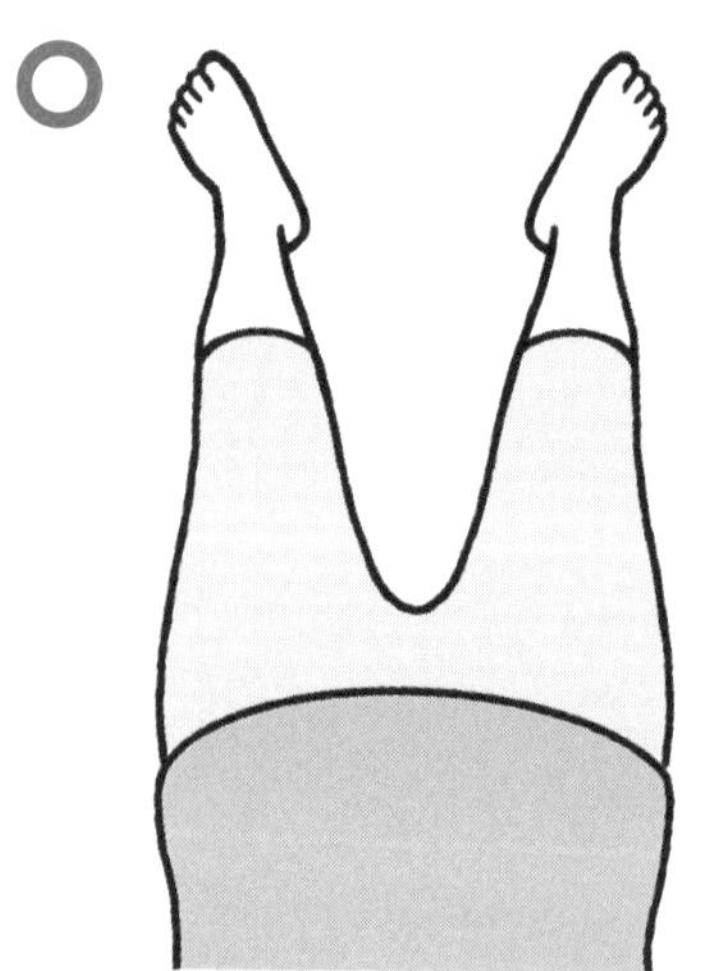

つま先が斜め上を向いているのがバランスのよい状態。腰にも自然なそりがある。

動作チェック 1

ひざが胸までつくか？

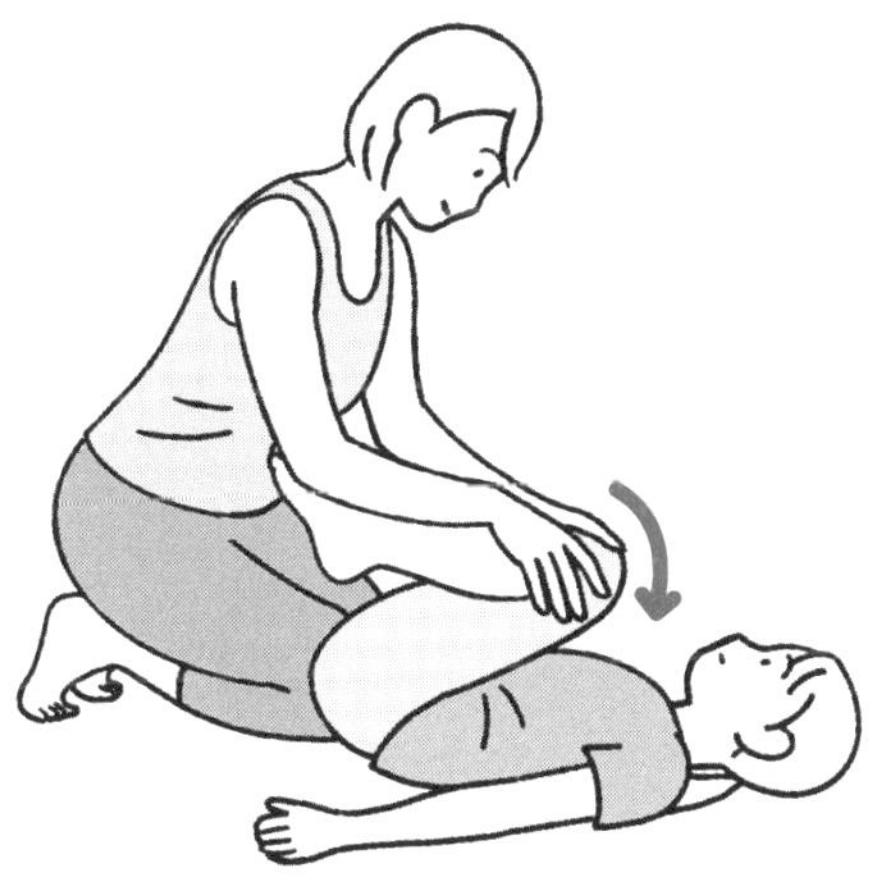

子どもを仰向けに寝かせ、両ひざを揃え、胸までつくかどうかチェックする。両ひざを揃えられない、胸までつけるとひざが開く場合は腰の力が弱くなっている。

ひざを抱えられるか？

仰向けからひざを揃えて抱えられるか。ひざを揃えて胸まで引き寄せられるとよい。ひざが揃えられない（足が開いてしまう）子は、ひざが外側に向いてしまっている。

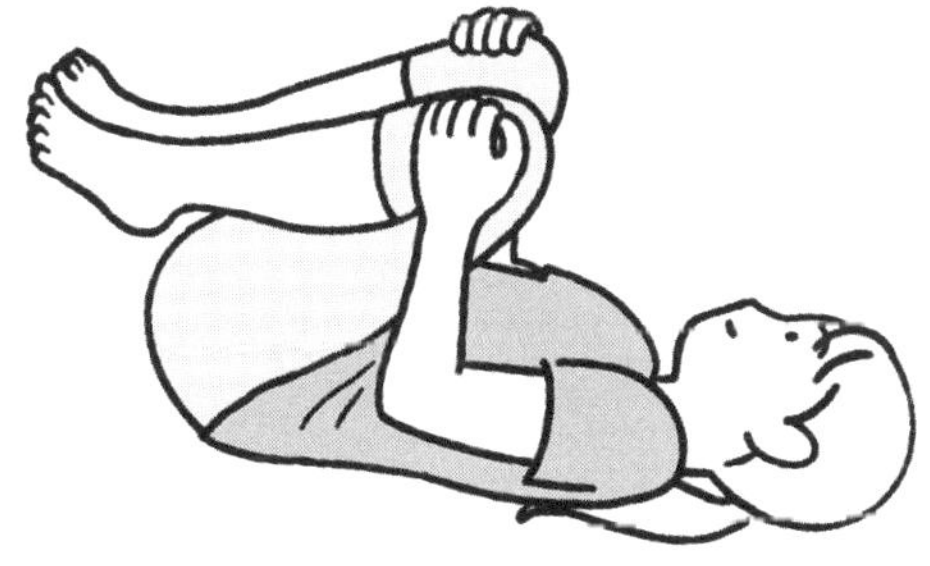

動作チェック 2

正座したまま後ろに倒れられるか？

1

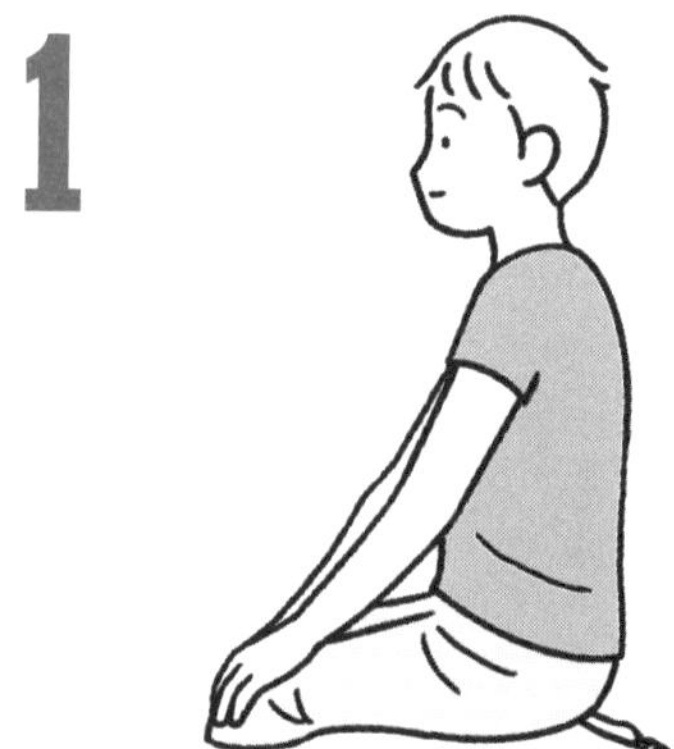

正座をする。両足の親指は合わせて、その上にお尻をのせる。ひざは揃えるのがつらければ少し開いてもよい。

2

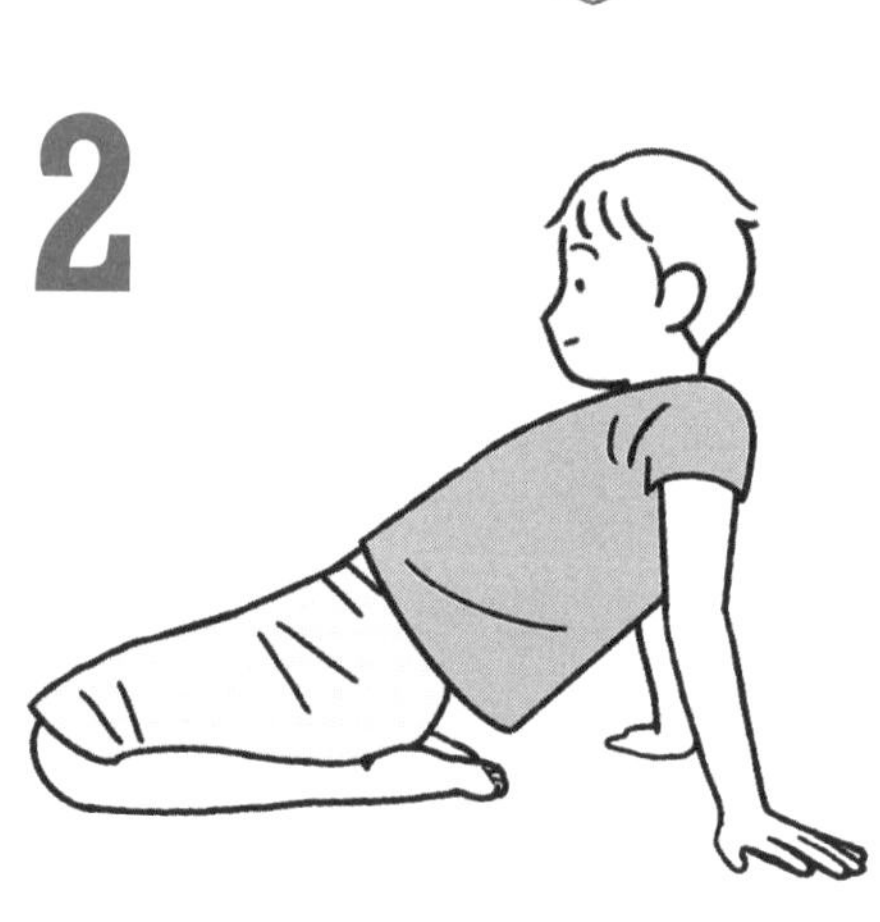

後ろに手をつきながらからだを少しずつ後ろに倒す。

3

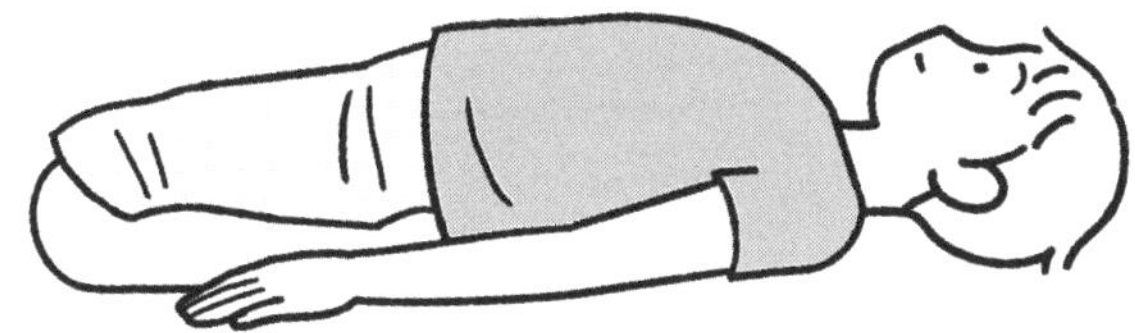

正座をしながら倒れ、上半身を床にペタッとつけられたらOK。この時、腰に自然なアーチができる。倒れたときに、ひざが少し浮いたり、開いたりしてもよい。

4

この姿勢のまま、ひざを閉じたり開いたり動かすと、腰に力がついてくる。

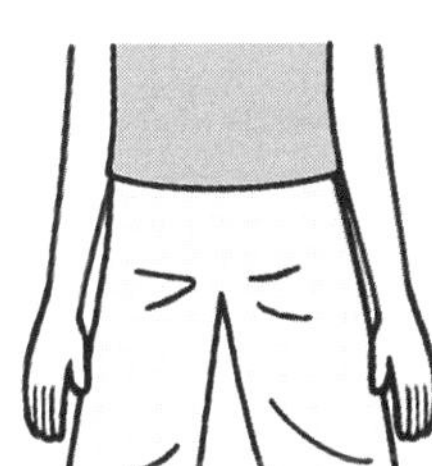

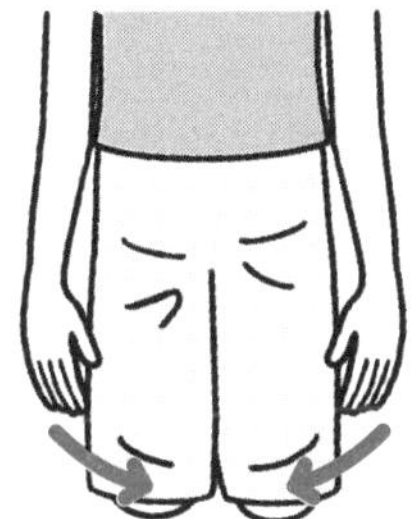

できない人は1〜4の動きを毎日少しずつ続けるとだんだんと腰に力が集まり、アーチができてくる（複合体操）。

3つのアーチと運動能力の関係

からだのアーチがしっかりしている子どもは、**素早く動く・即座に止まるなどの動きがスムーズにでき、からだを上手に使うことができます。**

足裏にそりがあるということは、親指・小指・かかとの3点でしっかりバランスがとれているということ。人はこの3点で重心を移動させながら生活しているため、このバランスが崩れると、まっすぐ立つこともままならなくなります。

からだが集中している時は、自然と足の親指に重心がかかるものですが、いつも落ち着きがなくじっとしていられない子どもは、足の親指に力がうまく入らず、O脚の傾向が見られます。逆にストレスを感じている子どもは親指に力が入ったまま萎縮してしまっていることもあります。

片足立ちをした時に、目を閉じて何秒キープできるかを確認してみましょう。すぐに足元がぐらつくようなら、**足裏の重心がアンバランスで、反射神経も鈍くなっています。**飛んできたボールをよける、転んだときに手をつくなど、とっさの動作がとれず、ケガをしやすくなってしまいます。

動作チェック 3

片足立ちでバランスがとれるか？

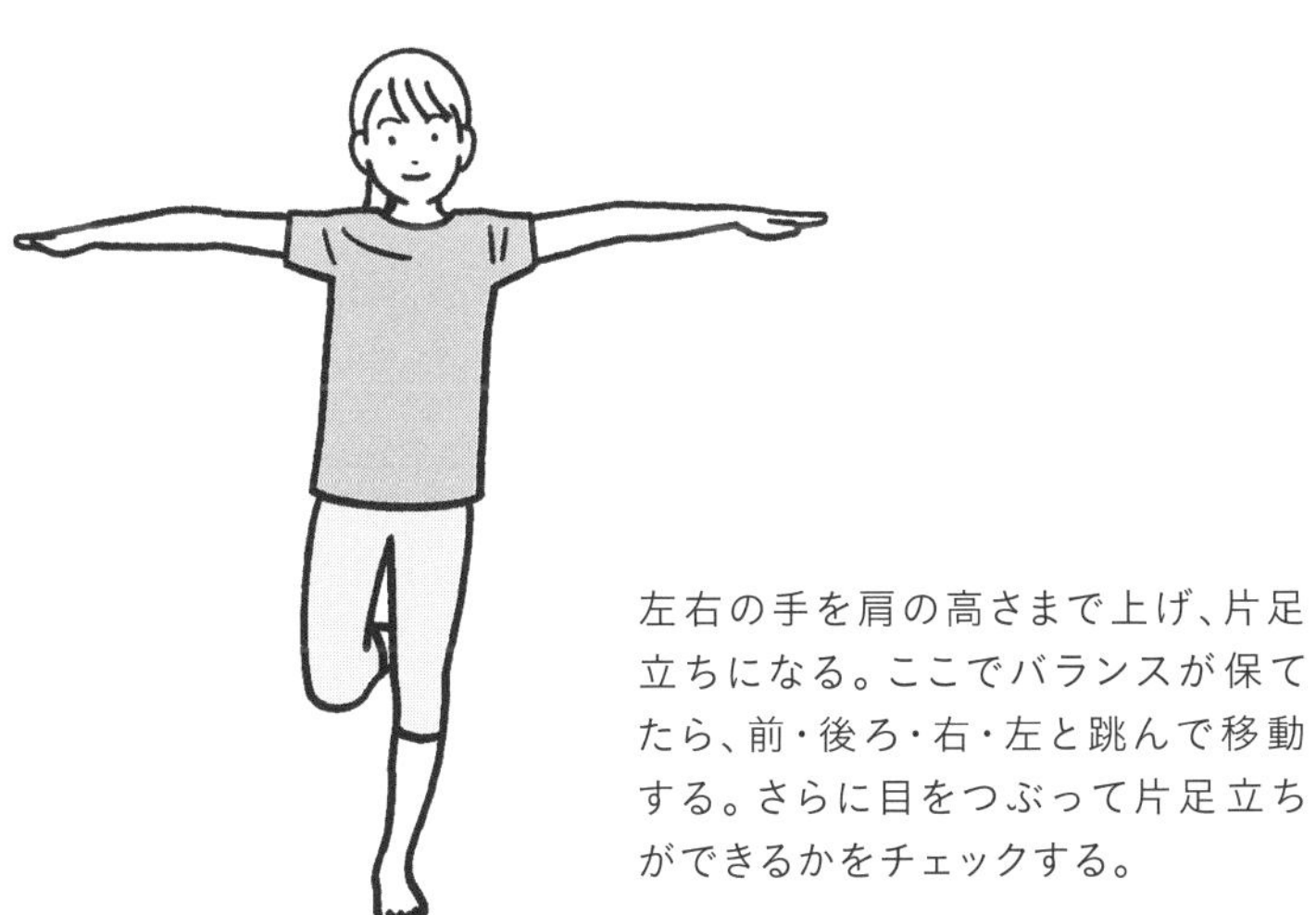

左右の手を肩の高さまで上げ、片足立ちになる。ここでバランスが保てたら、前・後ろ・右・左と跳んで移動する。さらに目をつぶって片足立ちができるかをチェックする。

[足裏のアーチと3点重心]

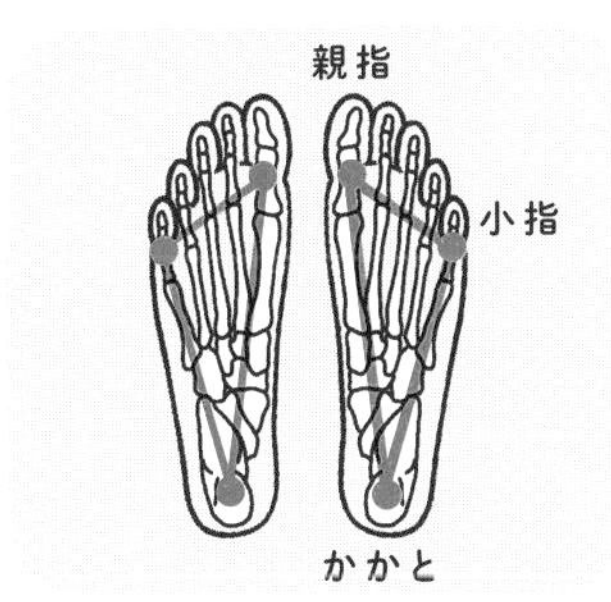

人は足裏の3点（親指・小指・かかと）でバランスをとりながら動いている。運動の苦手な子どもは、足裏2点もしくは1点で無理やりからだを支えていることがある。

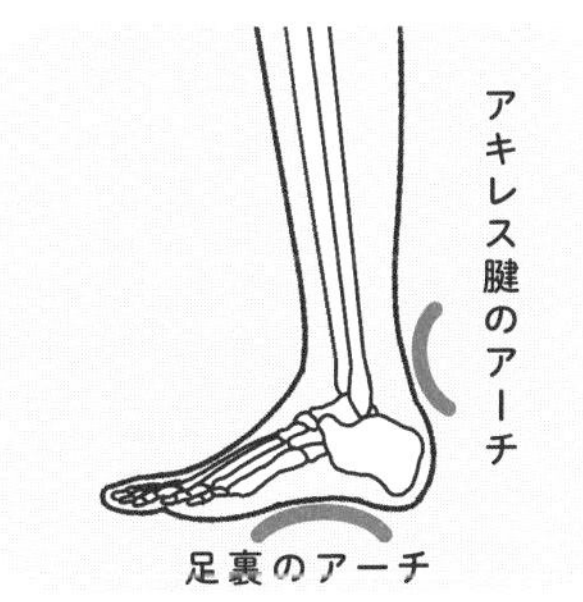

腰に弾力性があると、足裏にもアーチができている。緊張が続くとアキレス腱のアーチがこわばり、足裏のアーチに影響することも。

背骨のアーチはからだのあちこちに影響する

姿勢の良しあしが思いも寄らぬところに影響していることがあります。腰のバネは呼吸器とも関係が深く、腰のそりが失われることで、呼吸器が弱くなり、からだにさまざまな影響が出てしまうことが少なくありません。

手先の器用さ

はさみが上手に使えない、靴の紐を結べない、ペットボトルのキャップを開けられないなどの器用不器用に関わる部分にも、肺の強さが関係しています。

からだの中心がしっかりしていると、呼吸器も強くなり、酸素がからだの隅々にまで行き渡ります。余分な力も抜け、**からだの末端にまで上手に力が伝わりやすくなり、手足を自由に使うことができます。**

手先が命の職人さんでも、腕のいい方の肺は強いことが多いです。指先を上手に使えるかどうかは、肺の良しあしの状態を判断する材料になり得るのです。

臆病な子、神経質な子

洋服が少し汚れただけでも着替えたがったり、転んでできた小さなすり傷を気にしたり、**小さいことが気になって仕方がないような子も、肺（呼吸器）の働きが弱くなっている**可能性があります。深い呼吸ができず、気持ちが安定していないと、物事をおおらかにとらえられません。

虫歯の予防に

虫歯の原因のひとつに、腰が関係していると聞いたら驚くでしょうか。

腰が落ちていると、立っている時の重心がかかとにきます。するとあごが出て噛み合わせや舌の位置が変化し、咀嚼（そしゃく）、嚥下（えんげ）、発音、唾液の分泌、味覚といった**口腔機能が低下し、虫歯をはじめ、歯肉炎、顎関節の異常などのトラブルが起きやすくなる**のです。

昔の人が十分に歯磨きをしなくても平気だったのは、食べ物の質もあるとは思いますが、腰や呼吸器の強さが関係していたと考えられます。

しっかりとした腰や呼吸器をつくることが、しっかりとした顔、あご、歯を育てることにも通じるのです。

　また、何か心理的な緊張があって呼吸器にも負担をかけている場合、その緊張を無意識に調整しようとして、寝ている時に歯ぎしりをすることがあります。食いしばり（上下の歯を強く噛み締めること）は、緊張がずっと抜けないことが問題で、からだのどこかにこわばりがあるサインとも考えられます。

腰を強くする体操でアーチを取り戻す

背骨のアーチがからだのあちこちに影響し、不調につながることがおわかりいただけたかと思います。

子どもの姿勢の悪さが気になる時は、次に紹介する体操を行って改善していきましょう。**からだを育てるこの時期に3つのアーチを整えることで、不調やケガが起こりにくいからだになります。**また何かトラブルが起きても、自分で乗り越えていく方法を知ることで、子どものなかに自信を育みます。

3つのアーチは首・腰・足裏にありますが、中心の一番大きな腰のアーチを整えることで、自然と首・足裏のアーチも整えられます。腰が強くなると、背骨も本来あるべき位置に戻り、呼吸器への負担も軽減されます。

体操は、3～4歳児は親御さんがサポートしながら一緒に行うといいでしょう。5歳以降になると、動きを覚えて一人でできるようにもなります。

発達途中の子どものからだは柔軟で、少し体操をするだけでぐんと変化を見せます。「最近運動不足かも」という時にも、体操をすることでからだによい刺激になります。

こうもり様(よう)体操

親子で一緒にできる、腰にアーチをつくるための体操。毎日の習慣にすると姿勢が改善します。

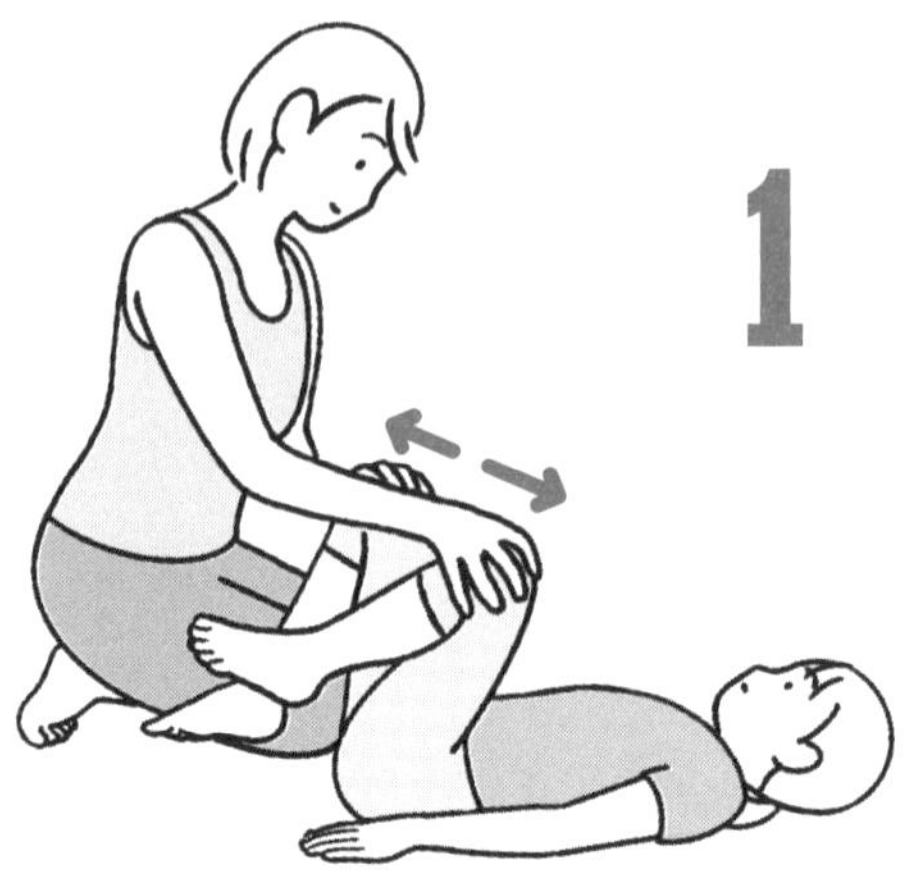

1

子どもを仰向けに寝かせ、ひざを前後に動かす。

2

動かし続けながら、だんだん内側に寄せていく。

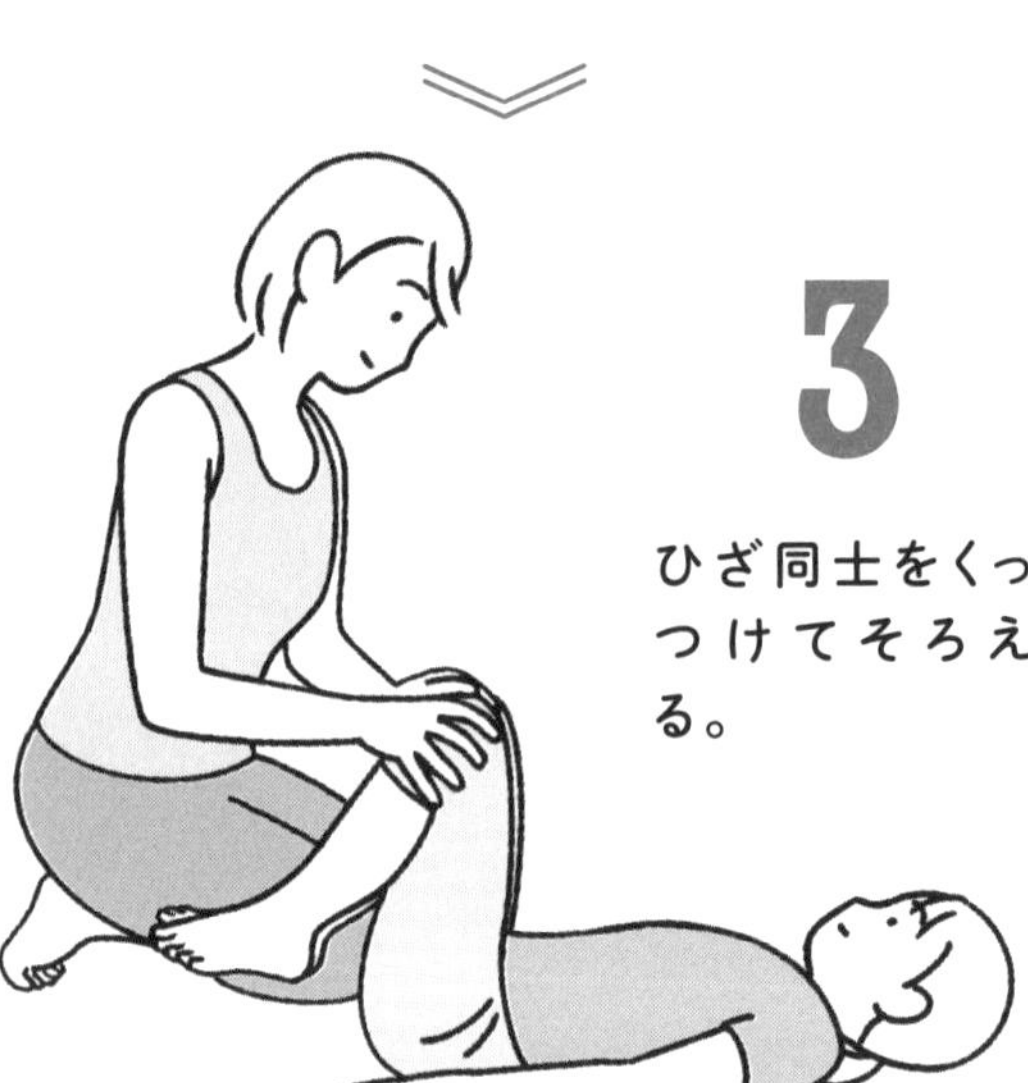

3

ひざ同士をくっつけてそろえる。

4

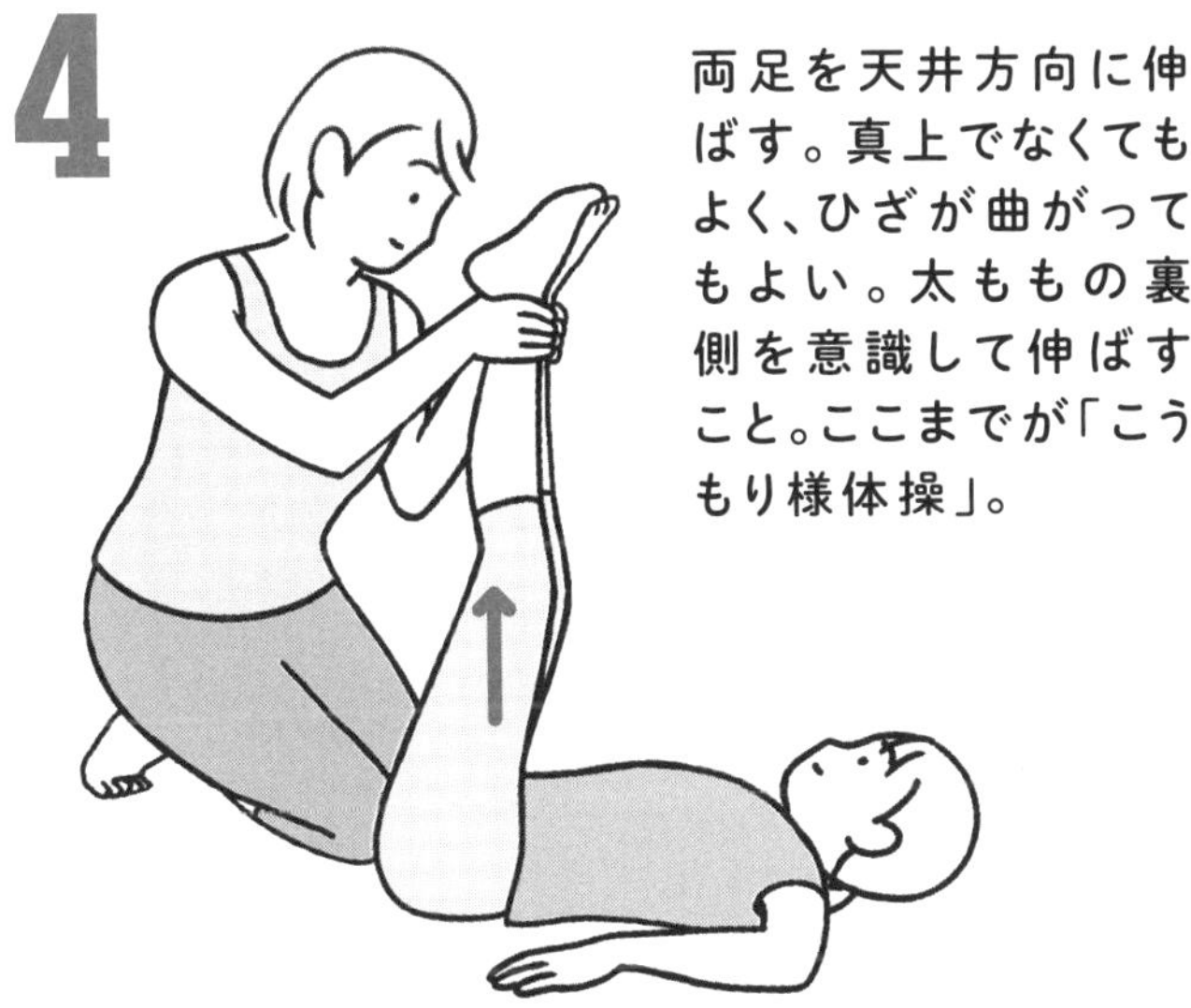

両足を天井方向に伸ばす。真上でなくてもよく、ひざが曲がってもよい。太ももの裏側を意識して伸ばすこと。ここまでが「こうもり様体操」。

続いて腰を強くする体操を行う場合

5

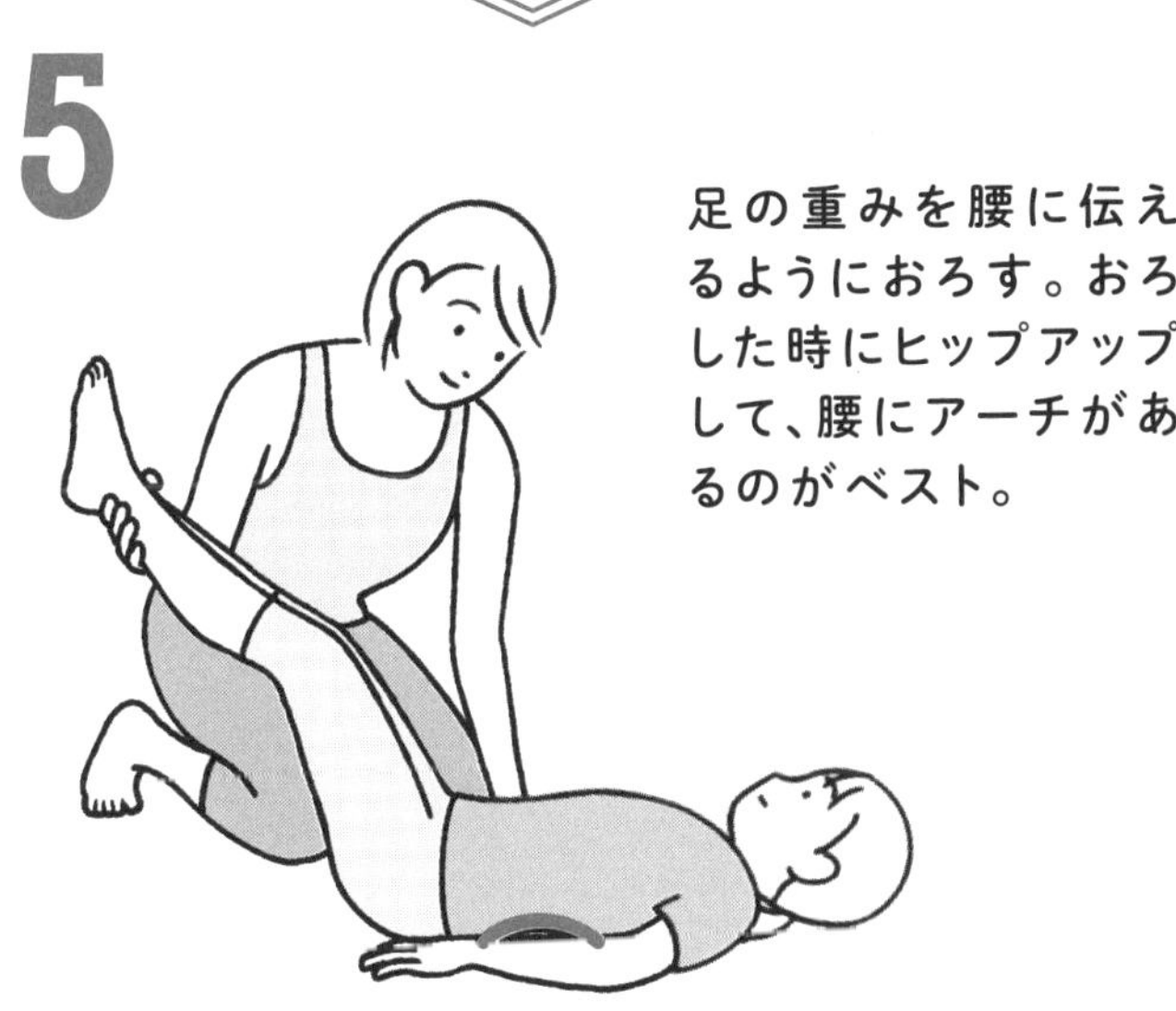

足の重みを腰に伝えるようにおろす。おろした時にヒップアップして、腰にアーチがあるのがベスト。

ひこうき体操

続けてできなければ、1、2、3のいずれかのポーズにチャレンジして、できるポーズからやってみましょう。

1

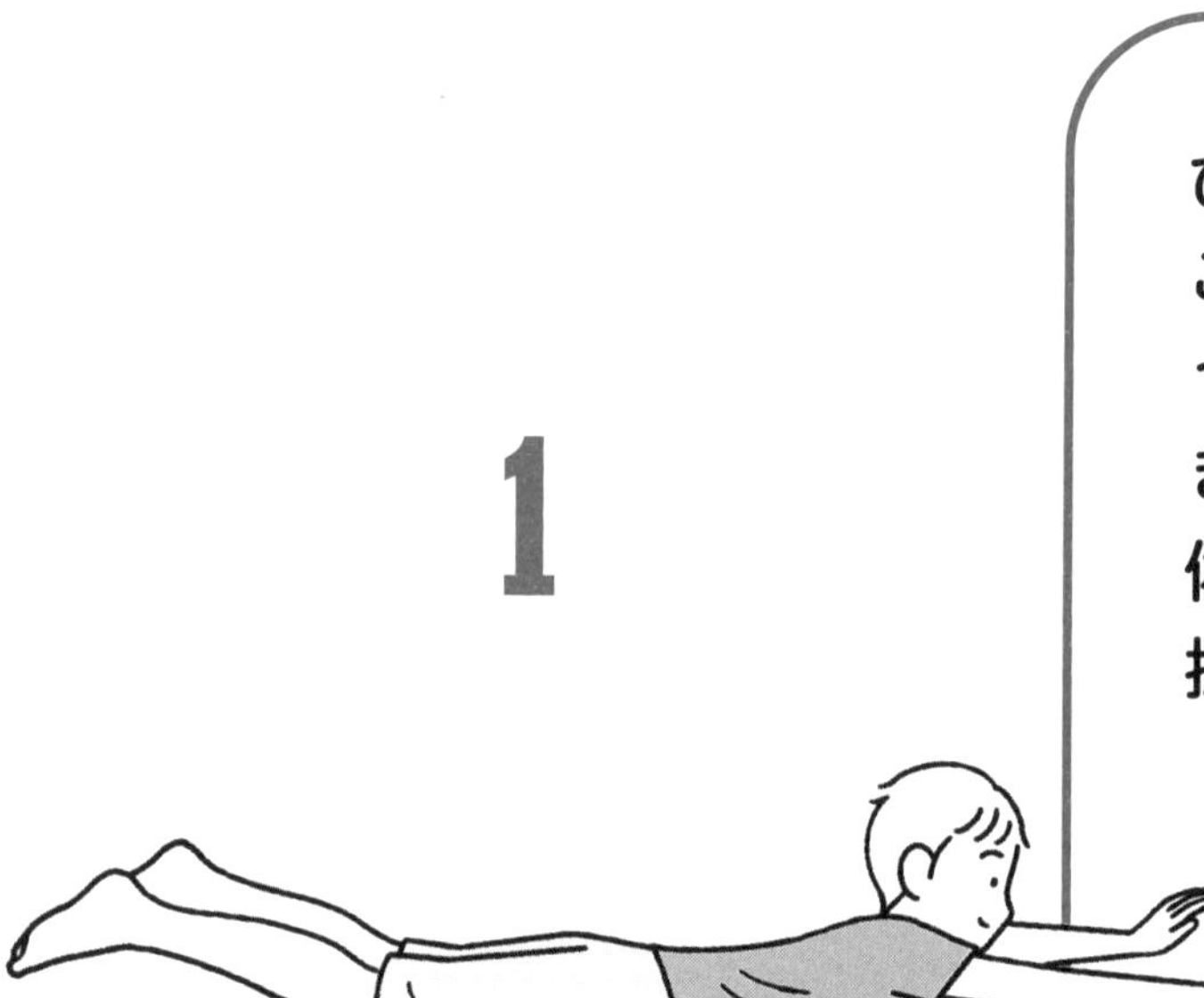

うつ伏せに寝て、両手と両腕を上げ、からだを反らせる。無理せず、上がるところまででよい。

2

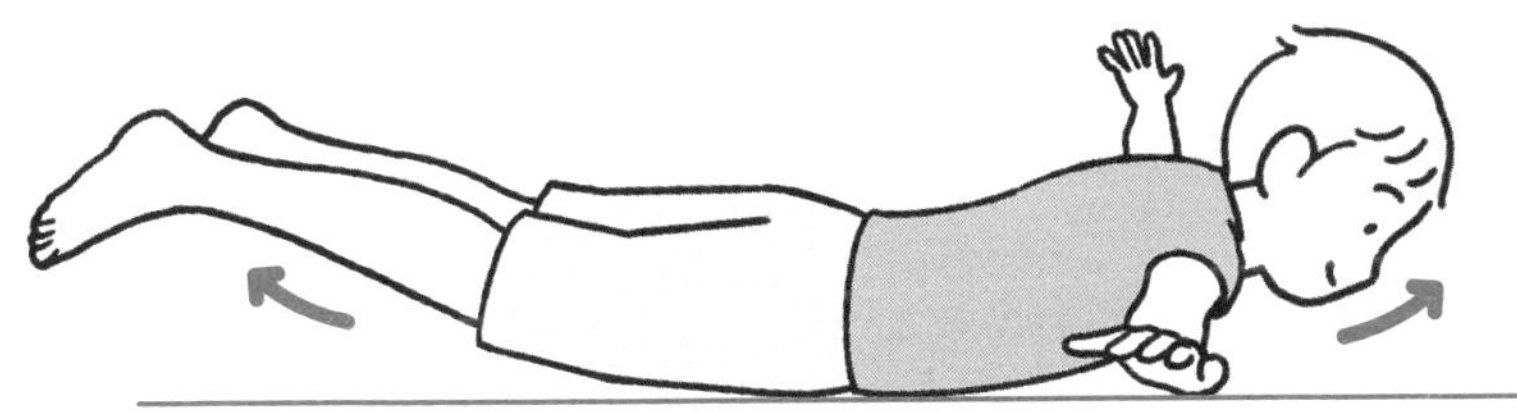

腕を下ろさず、そのまま真横に広げる。空を飛ぶように、大きく広げる。

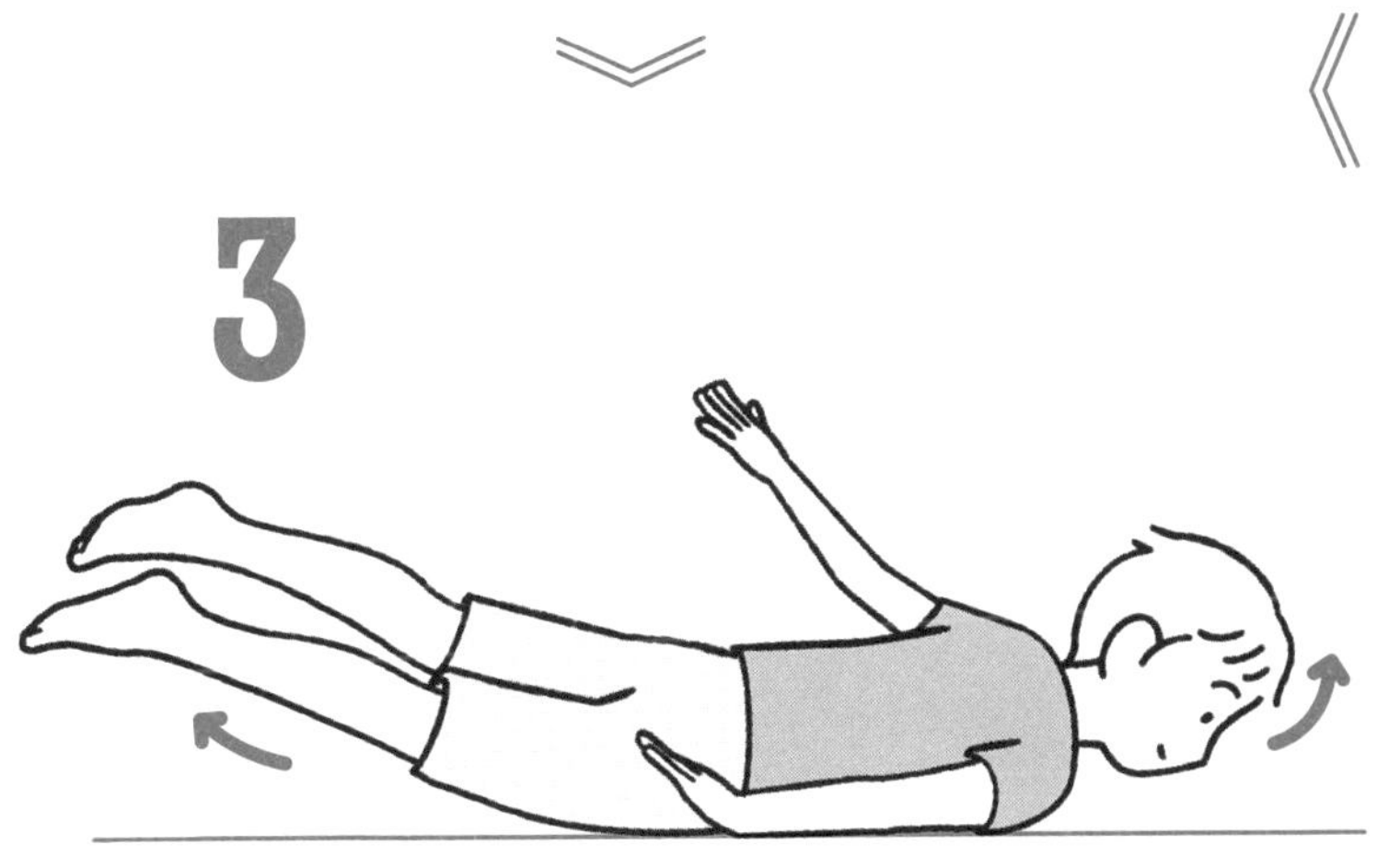

3

そのまま手を後ろに。できれば両足は反らせたまま。続けてできなければ休みながら。

整体スクワット

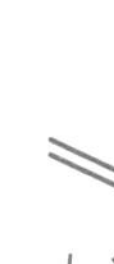

腰とともに呼吸器も丈夫にするスクワットです。続けるうちに腰にぐっと力が入るようになり、正しい姿勢をつくるのに役立ちます。

1

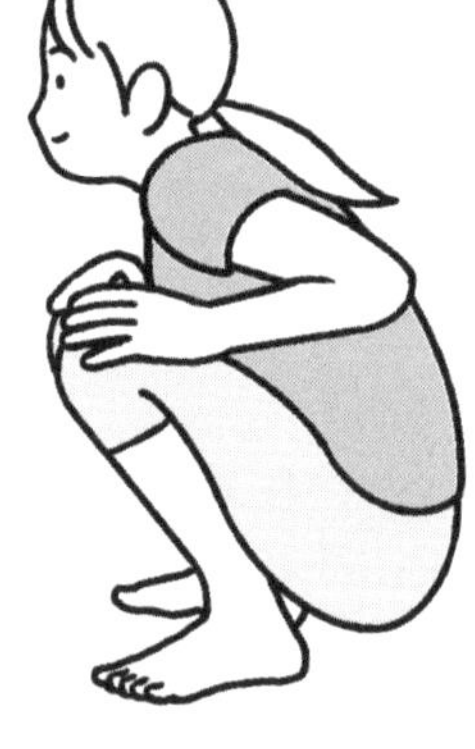

腰を丸めてしゃがむ。

2

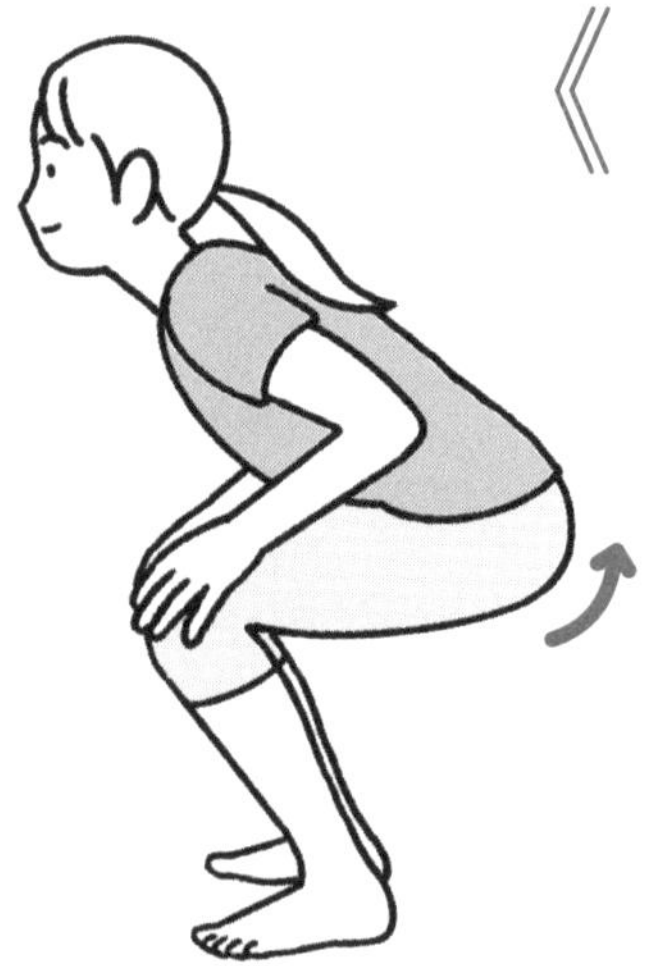

手をひざに添え、なるべくお尻を後ろに突き出しゆっくり腰を上げていく。

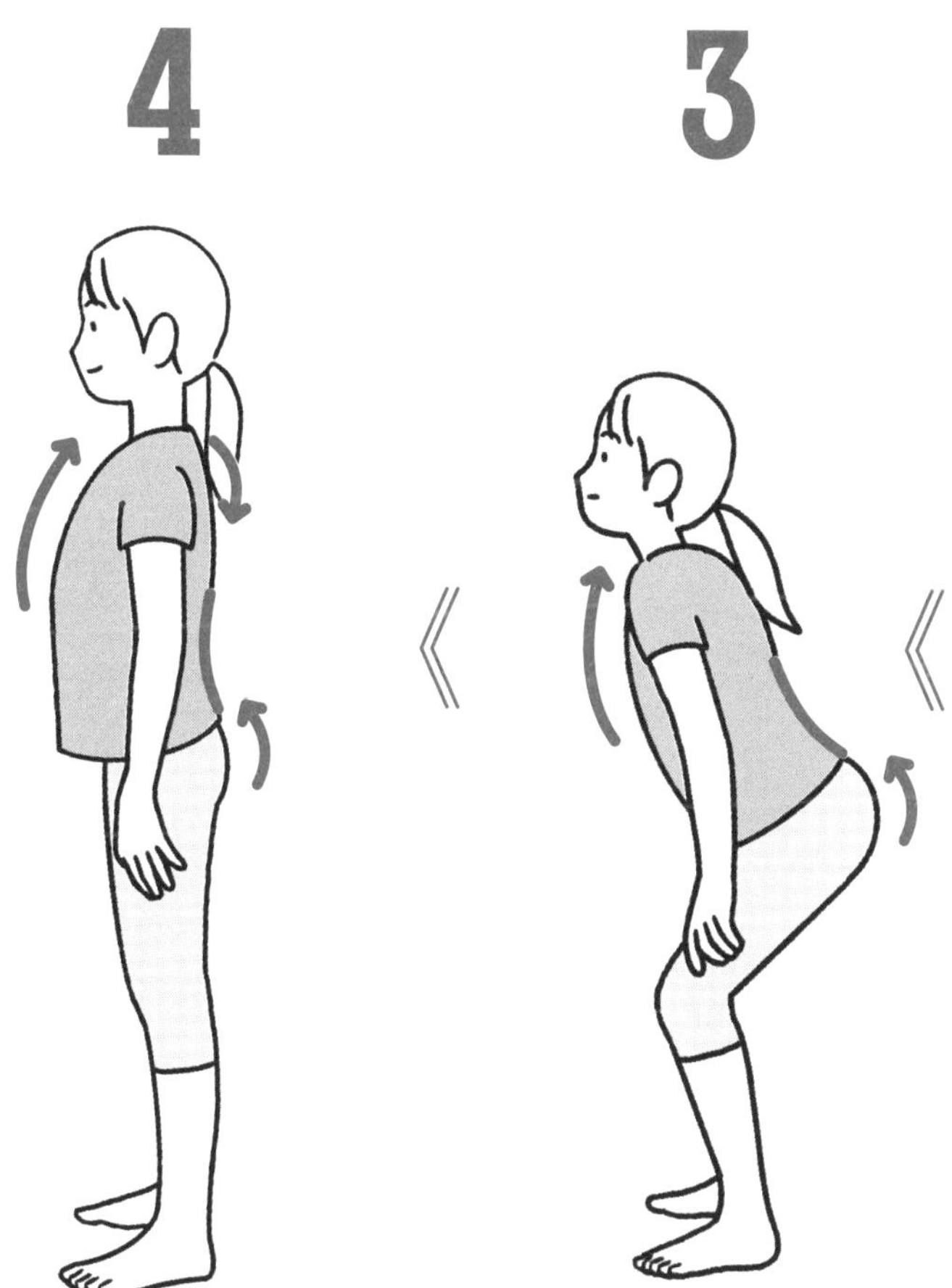

手をひざからももへずらして支えにしながら上体を起こしていく。お尻は後ろに突き出したままキープ。

胸を上げるようにしたまま立ち上がる。最終的に、ヒップアップして胸も上がった姿勢に。

上下の体操

ろっ骨を上げ、肺をゆるめて呼吸器を丈夫にしてくれます。左右に流れた肩甲骨を正しい位置に戻します。

1

ひじを伸ばしたままおなかの前を通過させて腕を上げる。孤を描くように。

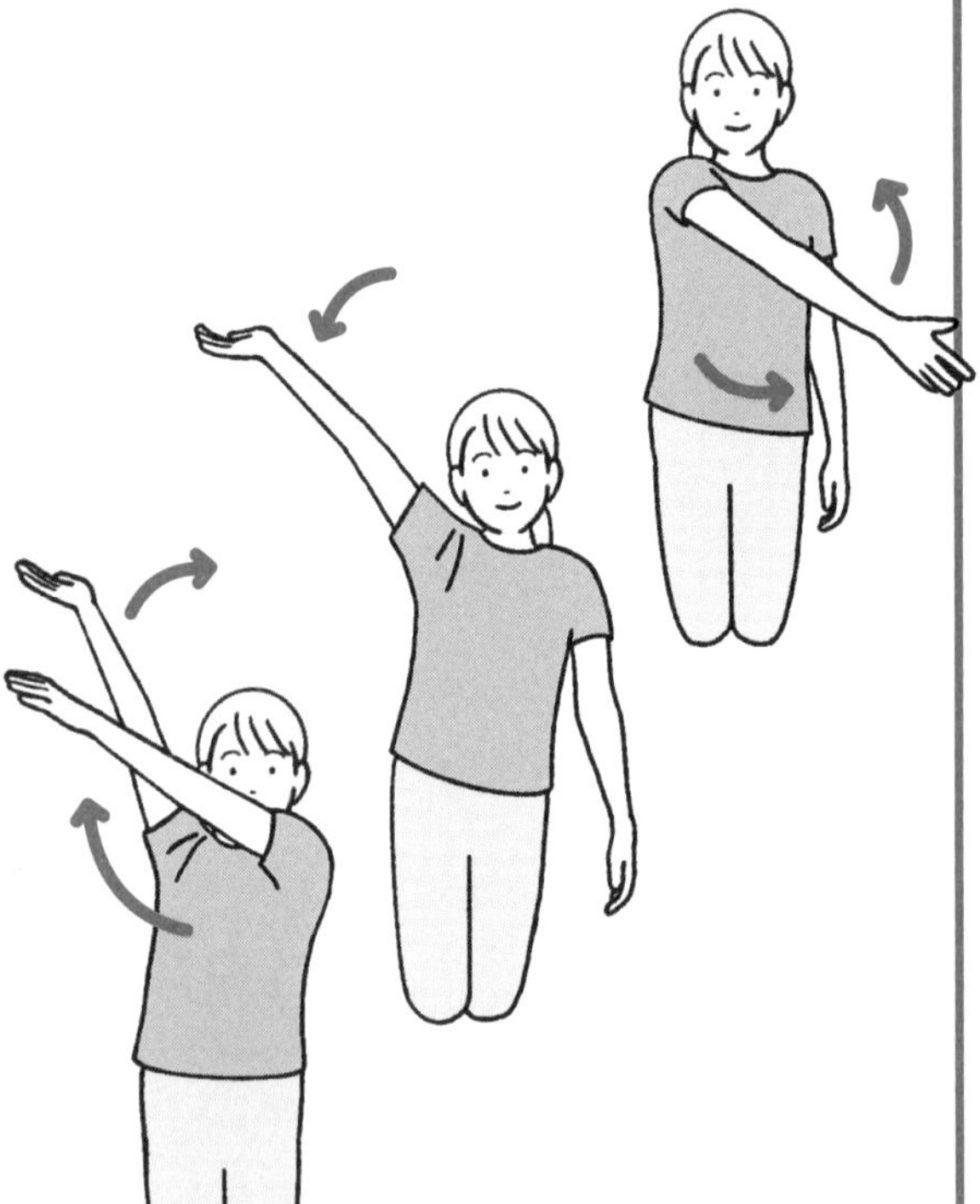

2

もう片方の腕も同様に、弧を描きながら上げる。

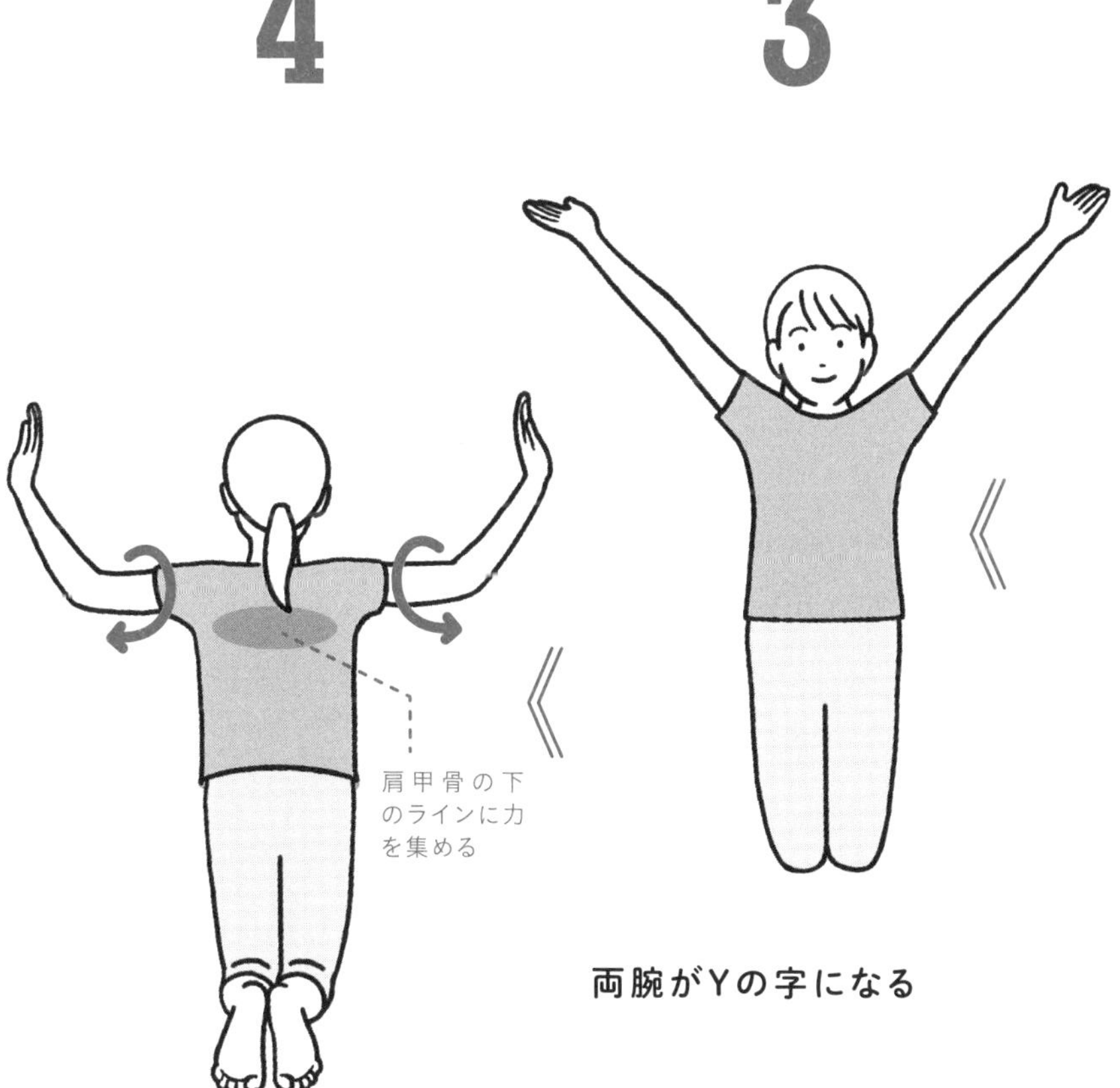

両腕がYの字になる

手のひらを外側に向けながら、ひじを肩の高さまで曲げ、ひじを後ろに回して肩甲骨の下のラインに力を集める。

背骨から子どもの不調を読み取る

背骨は、24個の骨で構成されていて、骨と骨の間にある椎間板（ついかんばん）と呼ばれる緩衝材が、弾力を持って動くことで全体がバネのようになり、重力や歩行の衝撃を和らげています。

背骨の周辺には脳からの情報を全身に伝えていく神経が通っています。さまざまな指令がこの神経を経由して筋肉や内臓に届けられます。また逆に筋肉や内臓に何か不調があれば、この神経を通って脳にその情報が伝えられます。

たとえばからだのある一部分で不調が起きると、神経を通じて関連する骨に伝わり、そこに硬直が生じます。逆もしかりで、背骨の一部分の動きが悪くなると関連する内臓や筋肉の働きに影響が出ます。

このように、**背骨は一つひとつが内臓と関連している**ということ。これを手がかりにからだの状態を読むことも、整体の大きな特徴です。

子どもの背中に手を当て、一つひとつの背骨を触っていくと、**骨の間に詰まりを感じたり、子どもが痛みを訴える場所**があります。そこが不調のサイン。その部分に導気や蒸しタオルをすることで、こわばりを解いていきましょう。

背骨の構造と関連する部位

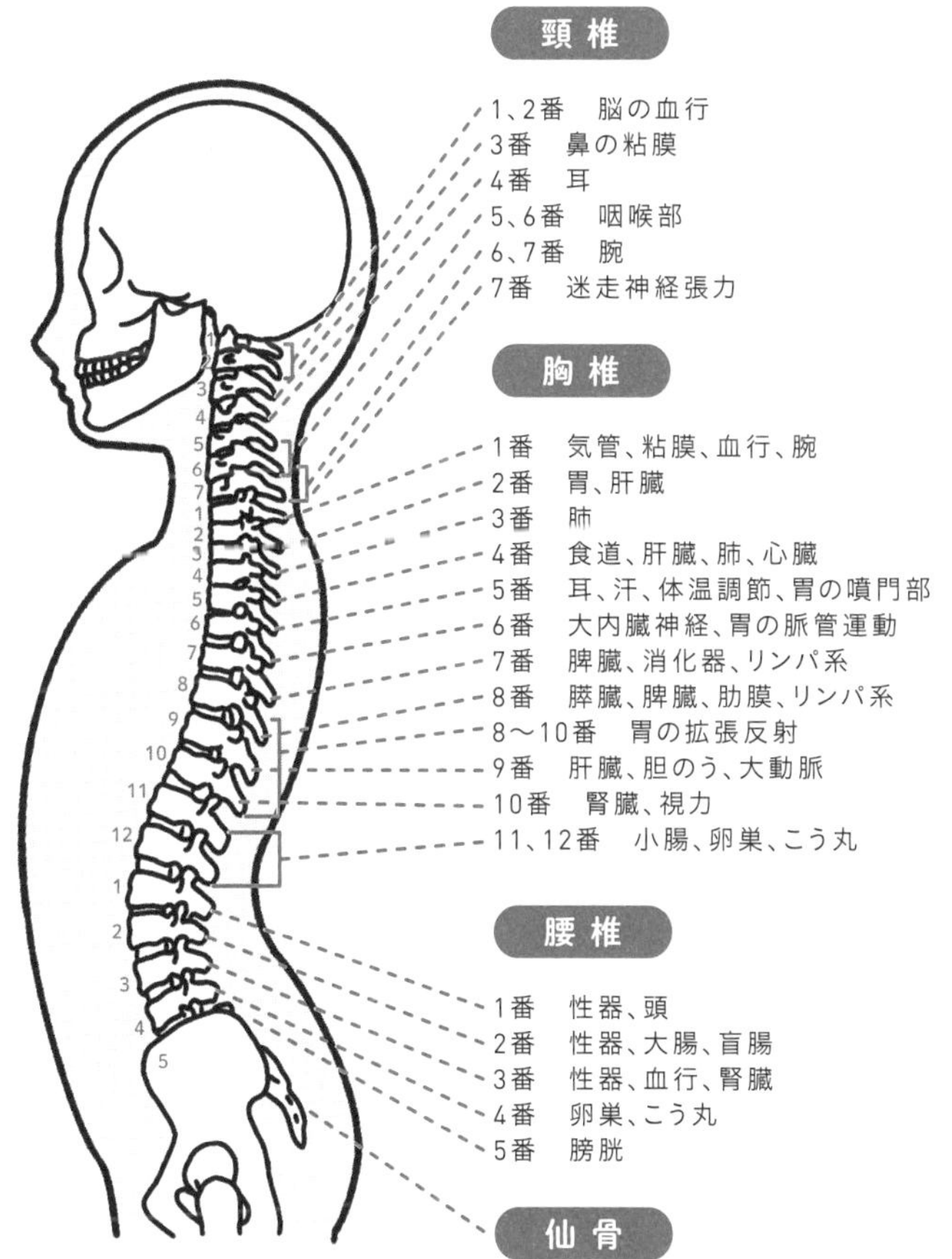

上から2番目の穴は生殖器に関連し、妊娠の早期発見の手がかりとなる。4番目の穴は肛門、膀胱、括約筋と関係が深い

集中力は目で確かめる

目は脳の状態を表します。中枢神経が十分に発達していると、目の動きもスムーズで意のまま。集中力を発揮できる状態であるかは、目の動きからはかることができます。

子どもの集中力を確かめる方法は、子どもの顔の前で指を動かし、目で追ってもらうだけ。指を上下、左右、右回り、左回りと動かしたとき、指の動きに集中して目を動かせられたら、大丈夫でしょう。この方法は**視力が低下したり、長時間ゲームをするなどして目を酷使した時にも有効**です。

普段は、人と話すときに相手の目を見ているかも気にしてみてください。それは相手を理解しようとする動きであり、理解力を育て、同時に協調性を持っている表れでもあります。親も、日常のなかで子どもの目を見て話すことが大切です。

「目の動きはいいのに集中力がない」という場合、それは、その対象に興味が薄いことも考えられます。きっと本当に好きなこと、やりたいことには集中できるはずです。

子どもの意識が散漫で、話を聞いてほしいのに集中できない時は、後頭部が下がっている可能性があるので後頭部寄せを。大人がやっても、頭がすっきりしますよ。

後頭部寄せ

疲労や緊張で頭が張っている時は、手で軽く締めることで頭のつかえをゆるめることができます。

子どもにやってあげる場合

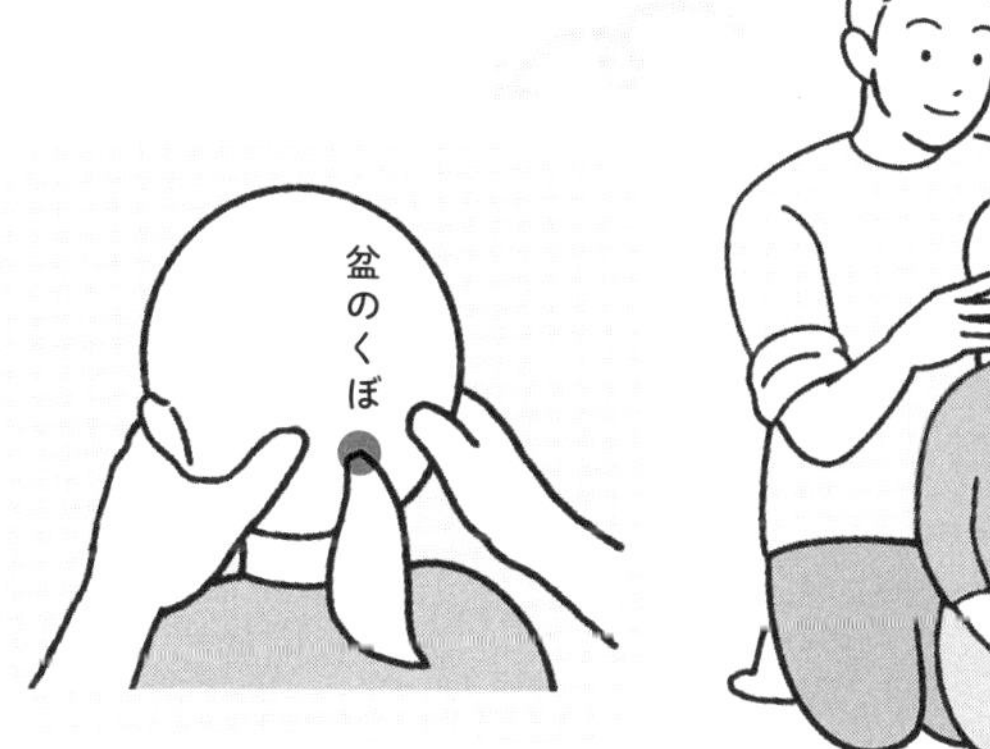

子どもの背中側に座り、両手を頭部にやさしく添える。親指を、盆のくぼから少し上の外側に当てる。両手で後頭部を大きく包むようにして、やさしく中心に寄せていく。

自分でやる場合

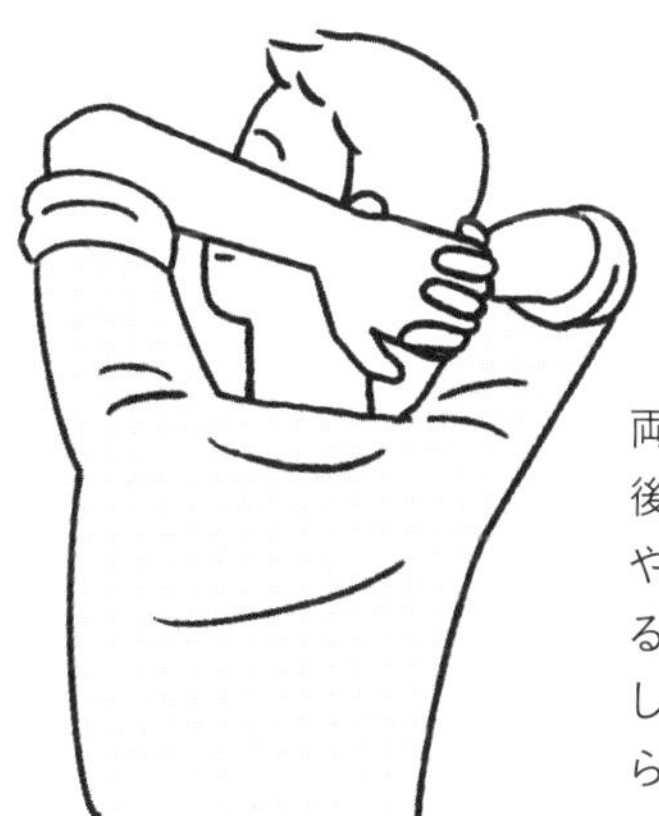

両手の指を組んで後頭部を挟み、顔をやや斜め上に向ける。ひじを張るようにして上から3カ所ぐらい寄せて締める。

夢中になることで能力が花開く

人は誰しも、自分の得意な分野を活かして生きていきたいと願うものです。苦手なことを続けるのはつらいですし、効率も悪いでしょう。だからこそ、親は「我が子には何が向いているのかな」「何を伸ばしてあげるべきなのだろう」と考えます。

近年では、先回りして何でもやってあげてしまう親や、「こうしなさい」「それはやめておきなさい」と自分の経験と考えだけを押し付ける親の影響か、自分が何をしたいのかわからないという若者が増えているといいます。

幼いころから自分のしたいことをさせてもらえない体験を重ねていれば、何かに興味を向けるのはムダだとこころに刷り込まれてしまいます。

得意なことが何かわからないどころか、自分がしたいことすらわからないというのは「たくましく自立して生きる」うえでは不利なことでしょう。自分はどんなことが好きなのか、どんなことが得意なのかを知っている人生とは天地ほどの差があります。

では、どうすれば子どもの得意なことを知り、好奇心を育て、能力を引き出すことができるのでしょうか。

それはやはり、「**その子の要求を読んで、その要求を育てること**」に尽きます。

子どもが興味を持ったものに対して、否定したりジャマしたりせず、親も大切に扱ってあげること。絵、動物、音楽、テレビ番組の戦隊シリーズでもかまいません。

親は自らの押し付けで英才教育を施さなくても、**その子の興味関心を大切に考えて見守ってあげるだけで、子どもの大いなる成長を促すことになる**のです。

子どもが何かに夢中になっているのを見て「そんなことばっかり」と否定するのは芽をつぶすようなもの。小さくてもひとりの人間として認め、その子の熱中するものを応援してあげましょう。時間を忘れて何かに熱中できるのは、子どもの特権であるはずです。

五感を育てるのが遊びの本質

子どもの興味を阻むべきではない、といっても、その対象がゲームや動画である場合もありますね。目が悪くなるのではないか、ほかにもっと時間を使うべきことがあるのではないかと心配になるのはわかります。

ここで大切なのは、その行為に**子ども自身が考えながら取り組んでいるのか**ということです。ゲームや動画のなかで自分なりに考えるような場面があれば、そこから新たな着想を得て、想像力や創造力を培うことができるでしょう。ゲームや動画も一概に悪いとは言い切れません。

興味を持った対象が何かということよりも、大切なのは子どもが夢中になって五感を使っているかどうかということです。

子どもは、五感を駆使してさまざまな新しい物事を吸収して世界を学んでいきます。成長過程において、五感のなかではまず嗅覚から発達します。「これが自分の母親だ」と認識するのは、まずはにおいから。そして成長するとなんでも口に入れるようになり（味覚）、触ってみるように（触覚）なります。もう少し成長すると、さまざまな物事を見たり（視覚）聞いたり（聴覚）しながら興味を広げていきます。

五感を育てる絶好の遊び場は、やはり自然の中でしょう。五感を存分に刺激しながらからだを動かすことができます。自然の中で何かに興味を持ち、発見し、想像力を展開させる。こうした経験は、これから社会においてますます大切になってくる、思考力を上げる訓練にほかなりません。

室内での遊びなら、昔ながらのカルタなどもおすすめです。大人が誘って一緒に楽しむのもよいでしょう。実際に自分のからだを使って行うゲームなので、**反射神経や瞬発力が養われ、触覚も刺激されます。**カルタなら視覚や聴覚も鍛えられますね。

感覚神経は「使う」ことで鍛えられます。幼児期に手首や足首をよく動かして、末端の感覚神経を鍛えておくことも大切。次ページで手首や足首を使った体操をご紹介しましょう。

手首足首体操

シンプルな動作からだんだん複雑にして、感覚神経を養います。

1

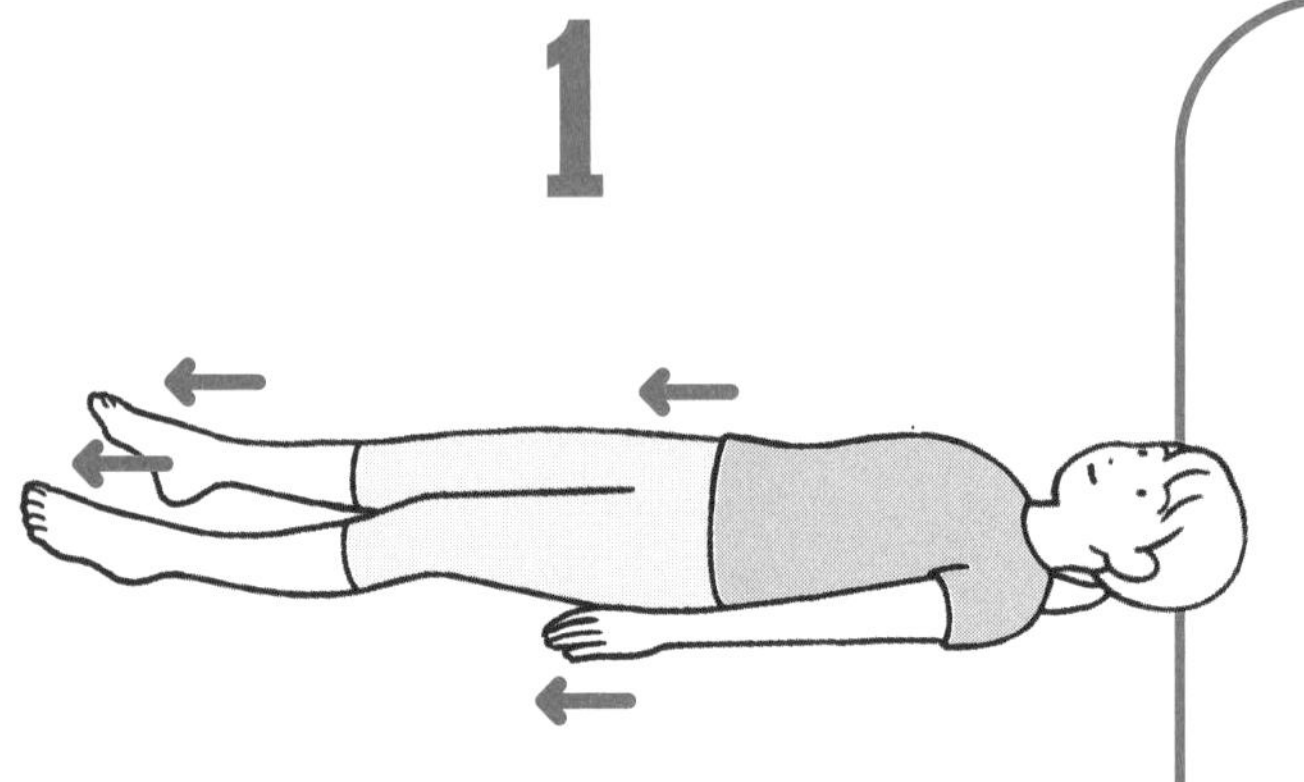

仰向けに寝て、両足と両手をピーンと伸ばす。

2

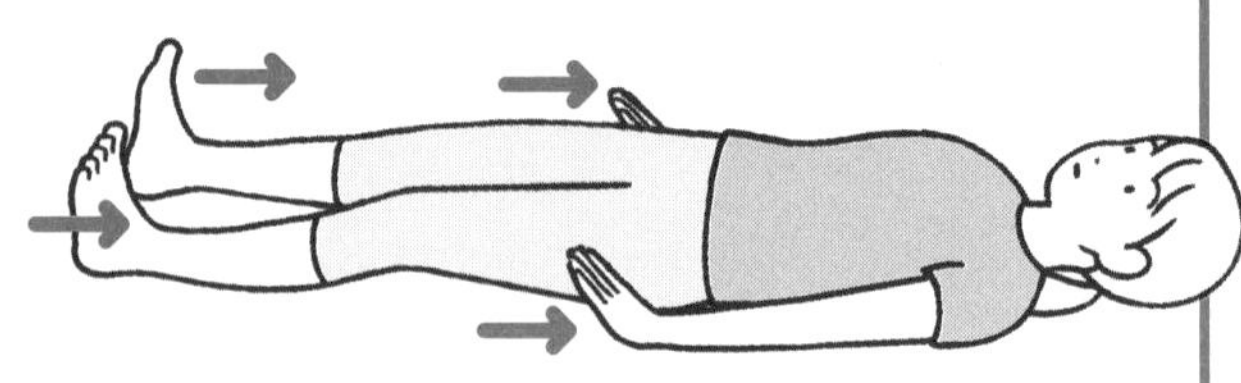

両足首と両手首を、一緒に曲げる。

3

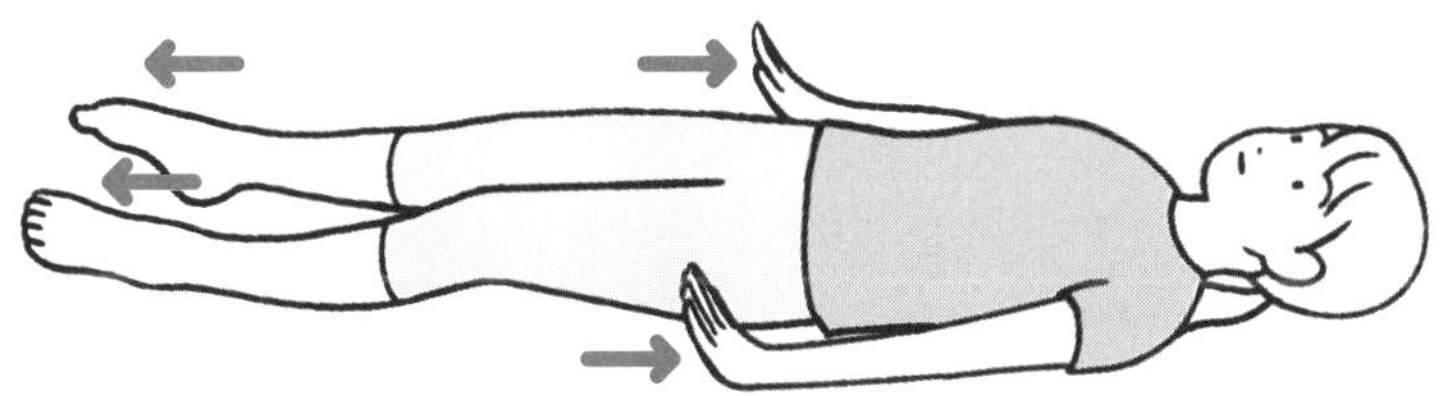

次に、手首は曲げて、足首は伸ばす。手首を伸ばしたら、足首は曲げる。

4

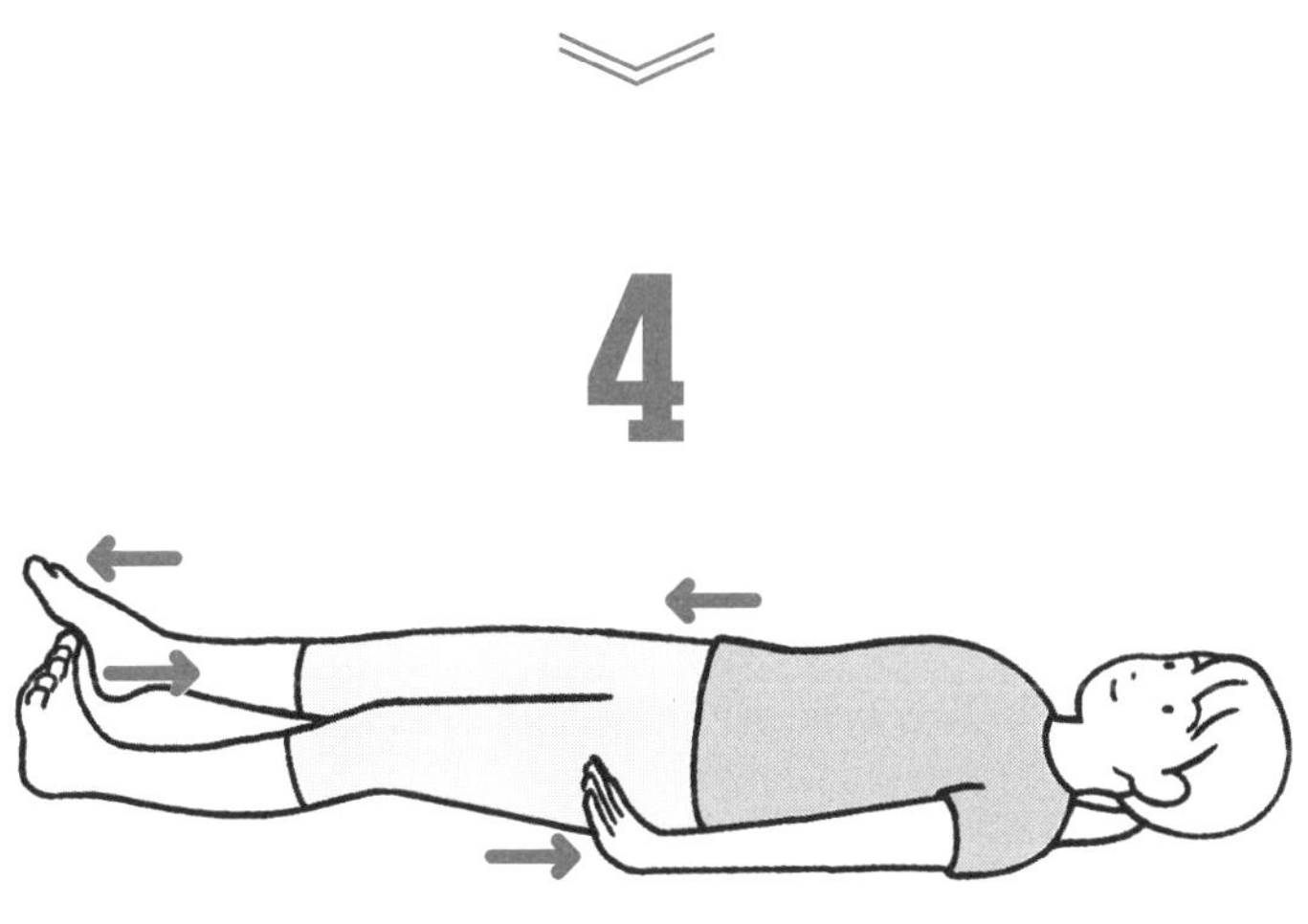

今度は、左手首と左足首を曲げて、右手首と右足首を伸ばす。これを左右交互に行う。最後に、左手首と右足首を曲げて、右手首と左足首を伸ばす。運動を交差させて、交互に行う。

2章

症状別・整体的処方せん

発熱

子どもが熱を出すと慌てる方が多いものですが、多くの場合、熱はからだによい作用をもたらしてくれるので、まず親御さんは落ち着きましょう。

72ページで述べたように、熱は子どもが成長するうえで大切な働きを持っています。大人にとっても、熱はからだが環境の変化に適応するための正常な反応です。発熱でからだに入った細菌やウイルスを退治しながら、細胞の破壊と再生を行いからだをリフレッシュさせてくれるいい機会ともいえるのです。

薬ですぐに発熱を止めてしまう習慣がついていると、熱を出すのが苦手なからだをつくってしまいます。熱でからだを正常化させようとしているのに、それができないことで、風邪がだらだらと長引いてしまうこともあります。

そんなときは、**蒸しタオル（147ページ）で発熱中枢の働きを助けてあげましょう。**後頭部のくぼみから首にかけて当てます。熱刺激で筋肉と血管が収縮し、タオルが冷めていくとその収縮がゆるんで血流をよくします。

蒸しタオルを当てる→冷めるを3〜4回繰り返すと、体内で熱の集中と分散が繰り返され、自律神経の働きが整います。新陳代謝がよくなって不快な症状が緩和し、経過もスムーズになるでしょう。大人なら8時間おき（急性の場合は6時間おき）、子どもは6時間おき（急性の場合は4時間おき）の蒸しタオルを目安にしてみてください。

だるくて熱が出そうなのに出ない、微熱が続いてすっきりしない時などは、この方法の出番です。

汗をかかない

汗をかくことは、肺や心臓の働きと深い関係を持っています。

肩甲骨の間にある胸椎5番は汗や体温調整、胸椎4番は心臓、胸椎3番は肺とそれぞれ関係します。そのため、上手に汗がかけるということは、心肺の働きがよいことを表します。

しかし最近は肺が弱いせいで、上手に汗をかけない子どもも少なくありません。

こうもり様体操（100ページ）や上下の体操（106ページ）で、腰から肺を強くして、スムーズに汗のかけるからだを目指しましょう。**みぞおちをさらっと流れるような汗が、よい汗**

の目安です。足湯や、肩甲骨の間の背骨をやさしくさすることを習慣にするのも有効です。

反対に、汗をたくさんかいていれば安心というわけでもありません。たとえば体温より外気温が高いような猛暑日に、汗をだらだらかいているのは危険信号。汗をかいたくらいで体温調節ができる状態を超えているからです。熱中症にかかって重症化でもすれば、内臓が損傷を受けるような大変な事態になることも。

熱中症までいかずとも、高温多湿の状態が長く続くことはからだに多大な負担を与えます。その時に支障がないようでも、暑さの和らぐ秋口になって体調を崩す例も多く見られます。からだが蒸れたと思ったら、すぐにエアコンの効いた室内で休み、冷たい飲み物を摂って、からだの内側からも冷やしてあげましょう。寝ている間に熱中症になることも多いので、夜間に適切にエアコンを使うことも大切です。

鼻水や咳がなかなか止まらない

コロナ禍で改めて思い知らされたことですが、生きている限りウイルスや細菌とのつき合いは続きます。避けようのない彼らに負けることなく、共生できるからだをつくっておくことがどれだけ大切か。

元来、鼻水も咳も不要なものをからだから排出し、こわばった肺やその周辺の筋肉をゆるめるための自然な反応です。**からだが弱いから風邪をひくわけではなく、風邪は季節の変わり目や環境の変化に適応するためにからだが行う正常な反応です。**からだの感受性が高い人ほど、必要な時にさっと風邪がひけるのです。

ただ、鼻水や咳がなかなか治まらない時はからだの状態を見直します。透明な鼻水は肺の乾燥からくる反応であり、咳はかたまったろっ骨をゆるめるために出ています。しかし、熱を途中で止めてしまったり、熱が下がった時に食べ過ぎたりして経過を乱してしまうと、鼻水や咳が長引くことがあります。

対処法としては、**鼻水がひどいときは鼻に蒸しタオルを、咳なら胸に蒸しタオルを当てる**と症状が改善しやすくなります。ろっ骨の左右を抱えて真ん中に寄せるろっ骨寄せ（79ページ）も効果があります。

おなかが痛い

腹痛、下痢、便秘といったおなかの不調の原因は、胃腸の負担からくるものや、心的なストレスからくるものなどさまざまです。まずは、欲しがっていないときに食事やおやつを食べさせていないか振り返ってみましょう。

しっかりお腹が空いているときに欲して食べるものは、胃腸が消化をする態勢に入っていてスムーズにからだに吸収されます。逆におなかが空いていない時に食べるものは、胃腸に負担をかけ消化不良を引き起こします。

おなかを触ってみたときに、上腹部が硬い、寄せにくい、痛がるなどであれば心理的なストレスが原因の場合があります。またおへその周りが硬い、寄せにくい、痛がるというときは腸に何らかの不調があることも。

腹痛時には、腹部への導気（77ページ）が有効です。治まらないようなら、あわせてろっ骨寄せ（79ページ）をしてみましょう。

下痢をしている時は、薬で止めずに毒素をしっかり出しきります。ときに、心的ストレスが下痢によって解消することもあります。つらい時には、痛みのある部位を中心に蒸しタオルを当ててください。温かさが広がり、痛みが緩和されてスムーズな排泄が促されます。

便秘の時は、まず食べ過ぎを疑い、食事の量を少し減らしてみることです。また、腸の急所である内またを刺激しましょう。両足を曲げ伸ばしすると、腸の働きが活発になり、便秘解消の一助に。赤ちゃんには親御さんが便秘の体操（65ページ）をしてあげましょう。

ぜんそく

ぜんそくにはアレルギーなどさまざまな要因が考えられますが、なかにはストレスや食べ過ぎが引き起こしているケースもあります。

心的ストレスや食べ過ぎがろっ骨の硬さをもたらし、深い呼吸を妨げることで呼吸器に支障が出ている状態です。影響が気管支にもおよび、ぜんそくという症状につながることもあります。

ろっ骨をゆるめることは、心的ストレス、食べ過ぎ、アレルギーといった、どの要因のぜんそくにも効果があります。ろっ骨に蒸しタオルを当てる、ろっ骨寄せ（79ページ）を行う、複合体操（92ページ）を習慣にすることがおすすめ。

ぜんそくはとくに季節の変わり目に悪化しやすいため、環境変化に順応できる基本的なからだの中心づくりが大切です。

おねしょ

親の注意を引きたいという気持ちの表れでおねしょをする場合があります。下の子が生まれてすぐに、おむつを卒業したはずの上の子がおねしょをするというのはよく聞かれる話です。その子の存在の主張なので、おねしょ自体を大げさに捉えるのではなく、しっかりと愛情を伝えることで解決することは少なくありません。

幼稚園や保育園、学校などで行動や気持ちを抑えられ続けるようなことがあるときも、不安感からおねしょをしてしまう場合があります。**よく話を聞いて、安心感を与えてあげるというのもアプローチのひとつ**です。

からだの特徴としては、**恥骨がこわばって過敏になっている**ので、関連する腰からお尻にかけて蒸しタオルをしたり、こうもり様体操（100ページ）など腰まわりの体操をするのもおすすめです。

夜泣き

本来、寝ている時はからだがゆるんでいます。ただ、昼間になんらかの強い刺激で緊張した箇所があると、うまくゆるまずにしっかりと眠れないことがあります。大人にとっては何でもないようなことでも、赤ちゃんや小さな子どもにとっては強過ぎる刺激となることがあります。

天気のよい日にベビーカーで出かけるなら、日よけのカバーを忘れずに。家の中でも、扇風機の振動が床を伝わるブーンという音や、エアコンの風が直接当たっていたこと、部屋が蒸していたことが夜泣きの原因だったという体験談も聞きます。赤ちゃんが寝ている環境をもう一度見直しましょう。

夜泣きの対処法として、背骨への導気もおすすめです。赤ちゃんの背骨をゆっくり、一つひとつの骨を確認するようにさすっていき、でっぱっているところがあれば、そこで手を止め、赤ちゃんの呼吸に合わせてやさしい気持ちで注意をそこに集中させていきます。

また、寝相もからだの状態をあらわします。からだの疲れている側を下にして押しつけていることが多いので、起きている時にその部分に蒸しタオルをしてみましょう。からだがゆるんで、深く眠れるようになります。

神経質・怒りっぽい

からだとこころはつながっているので、からだがこわばっている時はこころも強情になりがちです。反対に、こころに負荷がかかっているときはからだも緊張します。

最近子どもがイライラしていたり、妙に怒りっぽくて心配ということがあったら、呼吸が浅くなっていないか、環境に何か変化がなかったか思い返してみてください。幼稚園や学校での環境の変化、季節の変化も、心身への負荷となります。

上下の体操（106ページ）などでこわばりをゆるめて、からだとこころが環境に慣れるのをサポートしてあげましょう。

普段から神経質で、すぐに手を洗いたがったり、わずかな埃やゴミを気にするような性質の場合、みぞおちが硬く心理的に余裕がないことが多く見受けられます。そんな時はみぞおちに蒸しタオルを当ててみてください。

また、背骨の脇が硬くなっていることが多いので、導気をしてみましょう。**肩甲骨の間にある胸椎5番は、心配性のお子さんの場合に、さすってあげることで自信が出てくる箇所です。**

親が神経質でキレイ好き過ぎると、過敏な親の反応から子どもも神経質になりやすいということもあります。この場合、親御さん自身も蒸しタオルや導気を取り入れてみぞおちをゆるめてみてください。

親子で一緒に深息法（38ページ）や脊椎行気法（40ページ）を行って、自律神経を整え、深い呼吸ができるからだをめざしましょう。

運動が苦手

片足立ちができない、スキップができない、という場合は背骨の弾力が弱いせいかもしれません。背骨が弱いと、筋肉を動かすための指令を出す脊髄神経がうまく働きません。

背骨が硬くなったお年寄りが、動きがスローになっているのと同じ状態です。

熱を出してからだがリフレッシュする機会をいつも止めてしまう、あるいは親御さんが過干渉な子どもによく見られます。動作が遅いとつい、親が先回りしてやってあげたりしますが、子どもの自発的な動きを止めてますます動作の遅い子になるという悪循環が起こります。

速く走る、ジャンプする、リズミカルに動く、などの動作には足裏3点（親指・小指・かかと）のバランスが適正であることが大切で、重心移動をスムーズにできる子どもは運動が得意です。反対にかかとに重心がかたよっていると、腰が下がり、ひざが曲がり、引きずるような歩き方になり、腰のバネが利かなくなります。

普段から転びやすかったり、片足立ちが少ししか持たないようなら、神経伝達をスムーズにするために上下ねじれの体操（144ページ）に取り組んでみてください。片足立ちして左右順番に重心をかけることを繰り返すのも有効です。

足が痛い

3つのアーチ、とくに腰のアーチがバネとしてうまく機能していないと、足に余計な負担がかかり、かかとやひざなどに痛みが出る場合があります。

通常、歩くときの動きは股関節→腸骨→骨盤→腰へと力が流れます。動きが股関節で止まってしまうことが続くと、**クッションの役割をする足裏のアーチがなくなり、腰やひざに負担がかかる歩き方に。**親指・小指・かかとの「足裏3点」のバランスも崩れて、どこかしらに痛みが出てしまいます。

かかとが痛くて歩けないという4歳児や、足の痛みで夜中に起きてしまうという3歳児を診たこともありました。ひざひねり体操（132ページ）、足首体操（133ページ）などで末端の疲労を解消していくと同時に、こうもり様体操（100ページ）でからだの土台である腰を整えましょう。

また足湯（33ページ）や腰への蒸しタオル（48ページ）も有効です。

ひざひねり体操

簡単な体操なので、慣れれば子どもが自分で行えます。からだが疲れた時、足やひざが痛い時に。

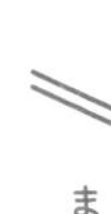

1

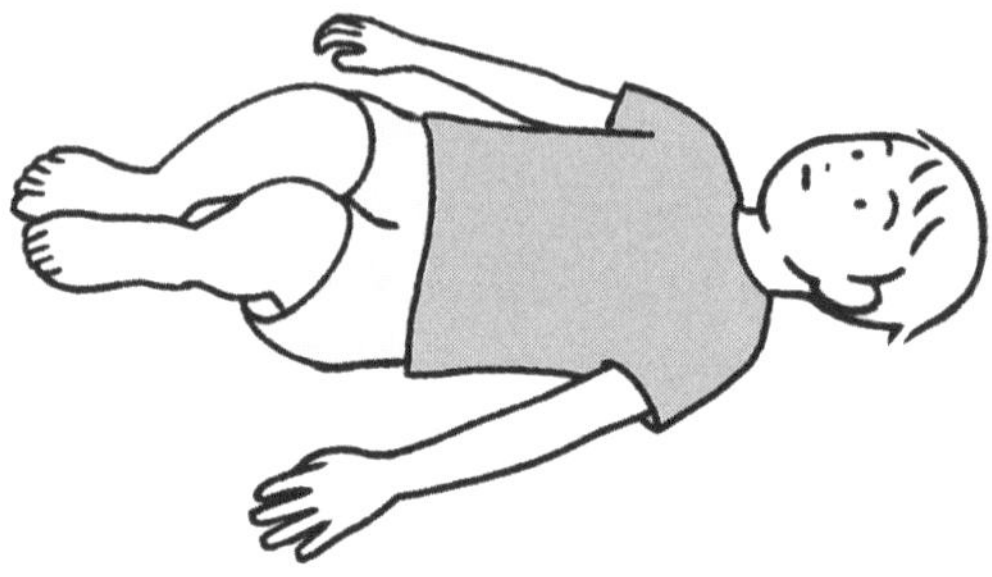

仰向けに寝て、ひざを立てる。

2

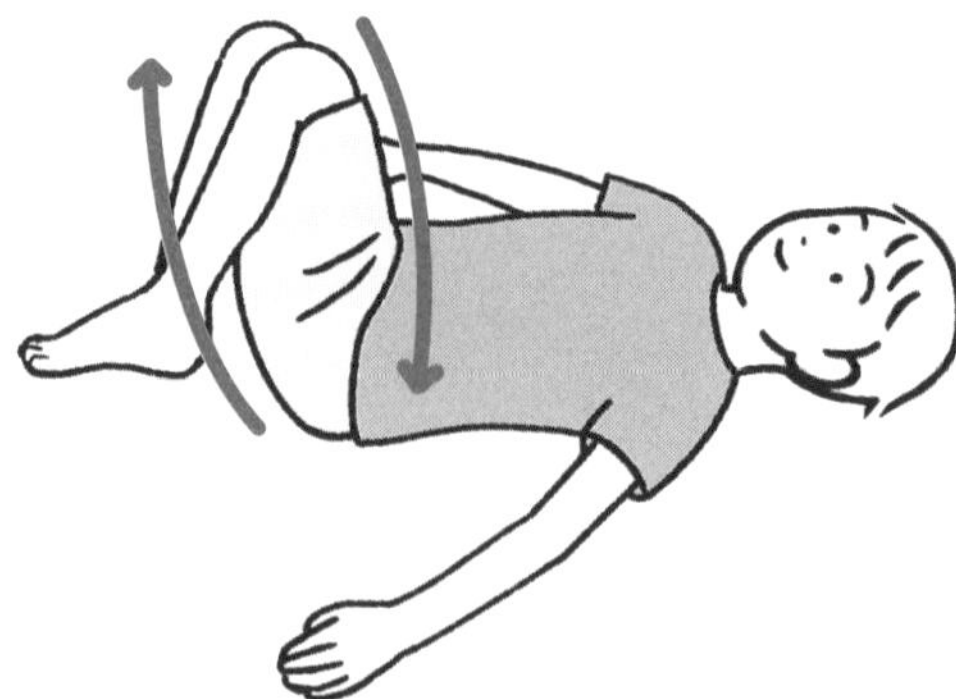

ひざを左右交互にゆっくりと倒す。上半身は動かさないようにすること。3〜4回くらいが目安。

足首体操

1

仰向けに寝て、ひざを深く曲げおなかに近づける。足首を左右交互にゆっくり、数回曲げ伸ばしする。

2

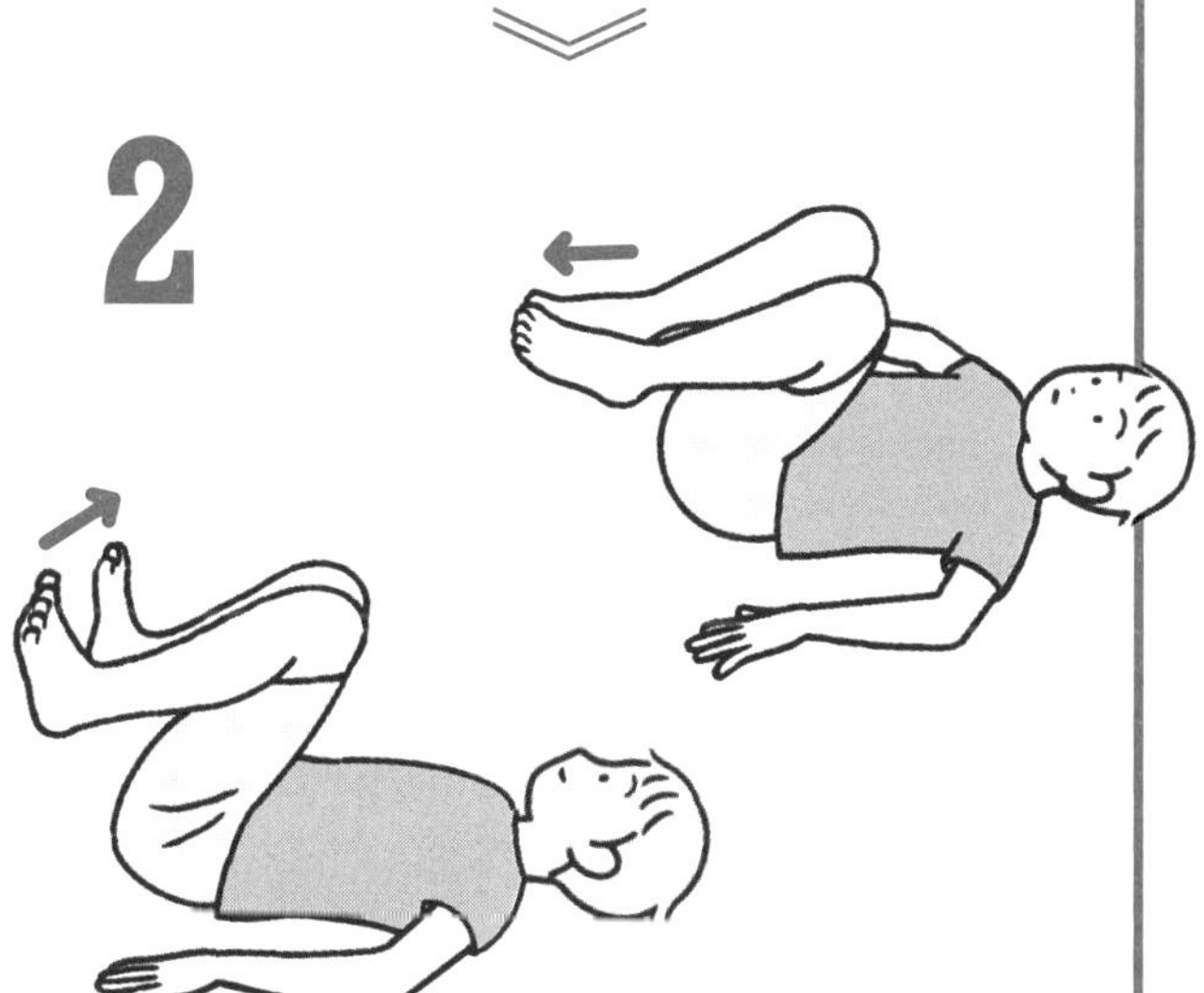

次に両足首を同時にゆっくり曲げ伸ばしする。

ひざひねり体操のついでに、両方やってみましょう。さらにこの後こうもり様体操をすると効果的です。

湿疹・肌荒れ

普段から汗をかかない生活をしていたり、呼吸器に負担をかけていると、新陳代謝が悪くなり、体内の老廃物をなんとか排泄しようとして、皮膚に炎症を起こすことがあります。季節の変わり目に悪化することが多いのは、冬の乾燥や夏の高温でからだがストレスを受け、季節の終わりとともにからだが毒素を排泄しようとするから。

症状の出ているところに蒸しタオルを当て、毛穴を開いて排泄を促しましょう。**おなかの右側にある痢症活点（77ページ）にタオルを当てても、排泄・解毒を促す効果があります。**

蒸しタオルは、かゆみを軽減させる作用もあります。当てるとすっとかゆみが落ち着き、ひどくかきむしったり、夜眠れないなどのつらさを和らげることができます。朝晩の一日2回行うと、より効果的。

また入浴などでじわっと汗をかく習慣をつけることも、新陳代謝を促します。

口内炎

口内炎は、「胃を休めたいから食べ物を入れ過ぎないで」というからだからのサインです。とくに食べ過ぎたという自覚がなくても、夜遅い時間に食べていないか、だらだらと間食をしていないかと振り返ってみましょう。

消化器に負担がかかっていないか、手軽にチェックできる方法があります。92ページで紹介した「正座したまま後ろに倒れられるか？」のチェックです。背中が床につけられたらOKです。**もし太ももがつっぱって倒れられない、背中が極端に浮いてしまうということであれば消化器に負担がかかっている可能性が濃厚。**太ももの前面が腸の急所なのです。

また、よく口の中の同じところを噛んで口内炎になってしまう場合は、からだの左右差が大きくなっているサインかもしれません。親御さん向けに紹介したC体操（36ページ）は、子どもにも有効。体操で左右差をなくして、バランスを整えていきましょう。

鼻炎、中耳炎

鼻づまり、中耳炎も食べ過ぎからくる不調であることがよくあります。消化器の負担が、鼻や耳の炎症としてあらわれるのです。

鼻づまりなら鼻に、中耳炎なら後頭部に蒸しタオルを当てることで、熱刺激によってその部分の回復が促されますが、根本的にはやはり食事の量や遅い時間に食べていないかを見直すことが必要です。

また透明な鼻水が止まらない場合、肺の乾燥を防ごうとするからだの防御作用であることがあります。部屋に濡らしたタオルや洗濯物を干すことで加湿して対処してみましょう。

花粉症がひどい場合は、くしゃみならろっ骨に、目のかゆみなら目に直接、あるいは首から後頭部にかけて蒸しタオルを当ててみてください。硬直がゆるみ、症状がラクになります。

花粉症を根本的に解消するには、体質改善が必要。**仙骨の上、肩甲骨の間、後頭部のうち、一番気持ちよく感じるところに蒸しタオルを。**この3カ所のいずれかに硬直があると、季節の変化にからだが対応しにくくなり、症状が出やすくなってしまいます。

疲れやすい

子どもが自発的に動いている時は、元気で疲れを感じないものです。しかし、もし普段から元気に遊べる時間が短い、いつも無気力に見えるということであれば姿勢をチェックしてみましょう。**3つのアーチがきちんと形成されておらず、腰が下がっているようなら呼吸も浅くなっているということ。**からだの隅々に酸素が行き渡らず、血液やリンパの流れも悪く、たとえがんばりたい気持ちがあってもからだがついていかないのです。

こういった子どもは、思い通りにならなかった時に癇癪を起こす元気さえありません。**発熱や下痢などの排泄をむやみに止めていないか、からだづくりに必要な良質なたんぱく質をしっかり摂取しているか、**もう一度見直してみましょう。からだの中心をつくるひこうき体操（102ページ）や整体スクワット（104ページ）もおすすめです。

切り傷、やけど

重症の場合は速やかに医療機関にかかるべきですが、ちょっとした擦り傷や切り傷、虫刺されなどに手当てのできるポイントがあります。やけどならもちろん、患部を冷やしてから行いましょう。

そのポイントは、**「化膿活点（かのうかってん）」という両腕両脚の4カ所にあります。**（左ページ参照）

腕は、三角筋の付け根。子どもの腕を両手で持ち、両親指を重ねて化膿活点を押さえて導気します。

脚は、ズボンの内側の縫い目と重なる、脚の付け根の縦に走った硬直部分。両手の中指を中心とした3本指を重ねて導気します。

化膿活点に導気することで、自然治癒力が上がり、止血、化膿止めになり、傷跡も残りにくくなります。基本は傷があるのと同じ側のポイントを捉えます。上半身の傷なら腕、下半身の傷なら脚の化膿活点を押さえましょう。

ケガをしてショックを受けた子どもも、親から手当てしてもらって、「よし、これで大丈夫！」と言ってもらえることで、気持ちまで落ち着く効用もあります。

化膿活点への導気

切り傷や軽いやけどを負った時に捉える急所が化膿活点。ケガをした時にすぐに行える手当てで、痛みの感じ方が穏やかに変わります。

腕

三角筋の付け根に親指を重ねて当てる。親指を左右に動かしてみると、硬い塊がある。そこが化膿活点。押さえて導気する。

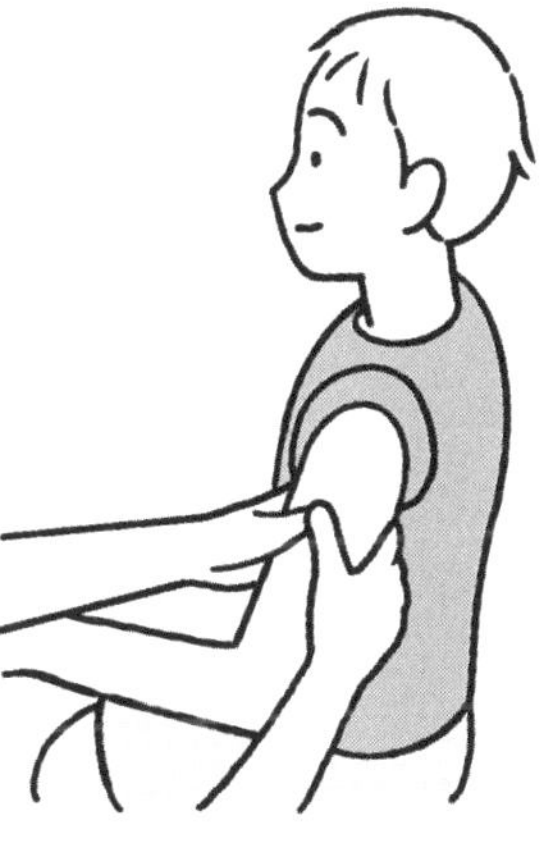

脚

ズボンの内側の縫い目の上、足の付け根にあるのが脚の化膿活点。縦に走った硬い筋に両手を重ねて、3本の指を当て、手前に引くようにして弾く。

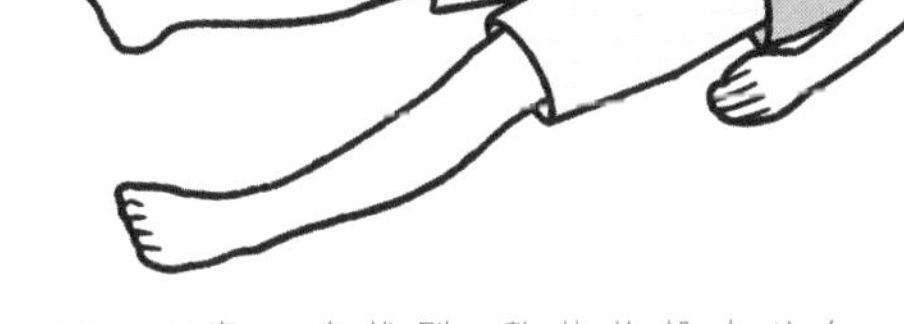

打撲

子どもが転んでどこかをぶつけた時は、**なるべく早く患部に蒸しタオル**を当ててあげます。ぶつけた衝撃でギュッと硬くなった患部がゆるんで血流がよくなり、痛みが引き、傷跡も残りにくくなります（蒸しタオルは痛みがなくなるまで1日1、2回行います）。ただし、頭を打った場合はその日は蒸しタオルはせず、**打ったところをギューッと指でつまんで真ん中に寄せておくと経過が早くなります**。頭部打撲の後で吐き気があったりおなかが極端に凹んでいる時はかなりひどい打撲なので、その日は入浴や食べ過ぎなどの刺激を避け、すぐに専門医に相談しましょう。

なお、ぶつけて出血がある場合は、蒸しタオルではなく化膿活点への導気（139ページ）を行います。

車酔い

車酔いは予防が大切。事前に呼吸器をゆるめておくと症状が出にくくなります。**呼吸器**

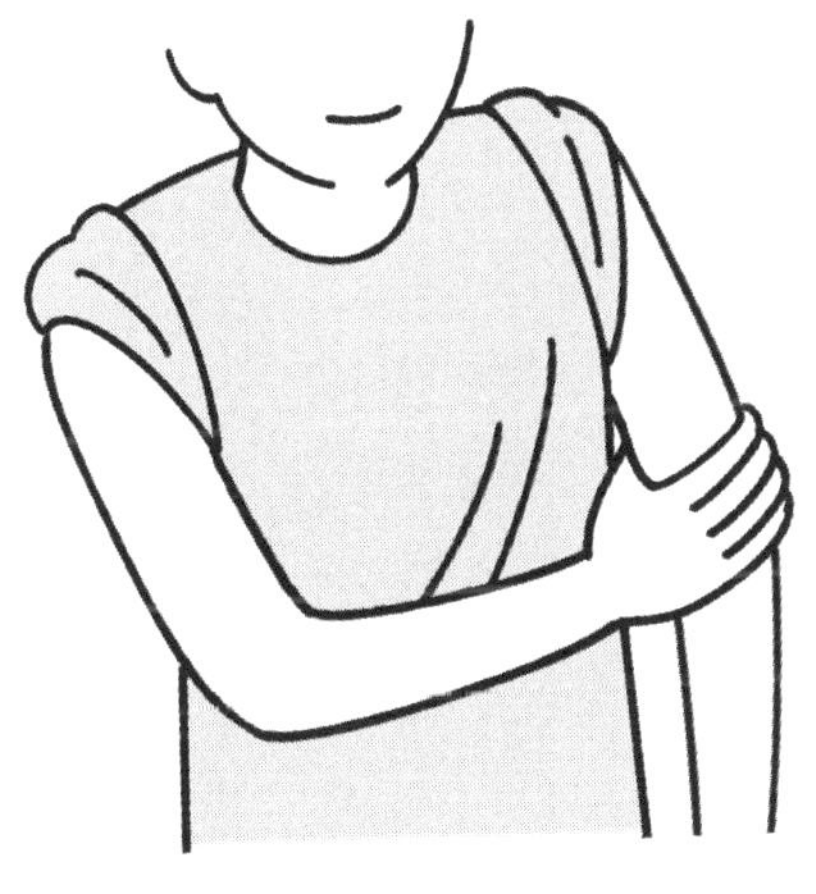

二の腕の内側、力こぶのあたりを親指と残りの4本の指で大きく狭み、中の硬い太い筋肉をつかむ。指が外れるまで手前に引き弾く。3、4回行う。

と関係の深い腕の二頭筋を刺激して肺をゆるめます。力こぶのあたりを親指と残りの4本の指で大きく挟み、中の硬い太い筋肉を捉えます。指が外れるまで手前に引き弾きます。これを3、4回繰り返します。気分が悪くなってから行っても、深い呼吸が入るようになってラクになります。

頭痛・肩こり

最近、頭痛や肩こりを訴える子どもが少なくありません。これも、実はからだのアーチが失われていることが大きな原因です。

腰が下がり、肩甲骨が開くと、首も張って血流が悪くなり、頭痛や肩こりにつながり

ます。ゲームのやり過ぎやスマホの見過ぎもその一因です。

食べ過ぎも頭痛や肩こりを引き起こします。**胃袋の後ろ側にある背中が張ることで筋肉でつながっている肩まわりや後頭部まで引っ張られることになり、痛みが起こります。**心当たりがある場合は食事の量を控えてみましょう。

ストレスの影響も見逃せません。上下ねじれの体操（144ページ）をしてみて、どこが伸びにくいのかを確かめてから、こわばっている場所に蒸しタオルを当ててゆるめていきましょう。

目の疲れ

長時間パソコン、スマホ、ゲーム画面といった光刺激の強いものを見ていると目が疲れてしまいます。

からだは、**全体的に疲労すると睡眠で回復することができますが、一部分だけに疲労がたまるとなかなか抜けないという性質があります。**目に直接蒸しタオルを当てて、部分的な疲れを解消していきましょう。

後頭部は視力とも関係の深い場所。視力の低下が気になる場合は後頭部への蒸しタオルがおすすめです。さらに後頭部寄せ（111ページ）を取り入れると、頭もすっきりして視界もクリアになりますよ。

上下ねじれの体操

からだの偏りやねじれを調整します。伸びにくいところがあれば、そこに蒸しタオルを当ててみましょう。

1

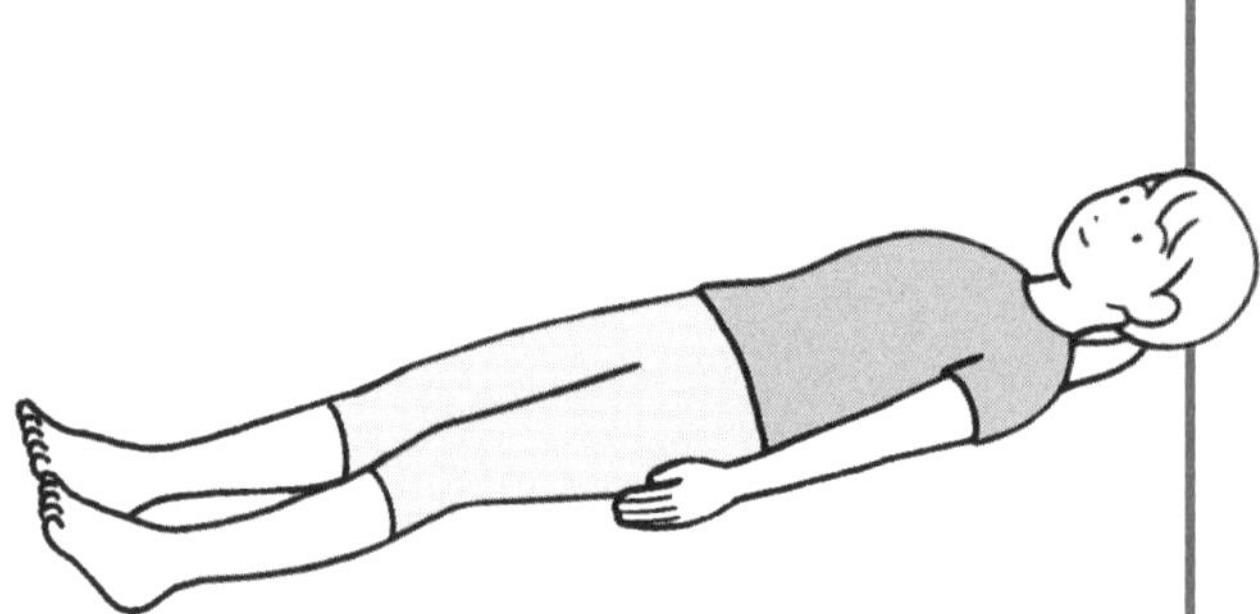

仰向けに寝て、両脚を肩幅に開く。両手はからだの横に。

2

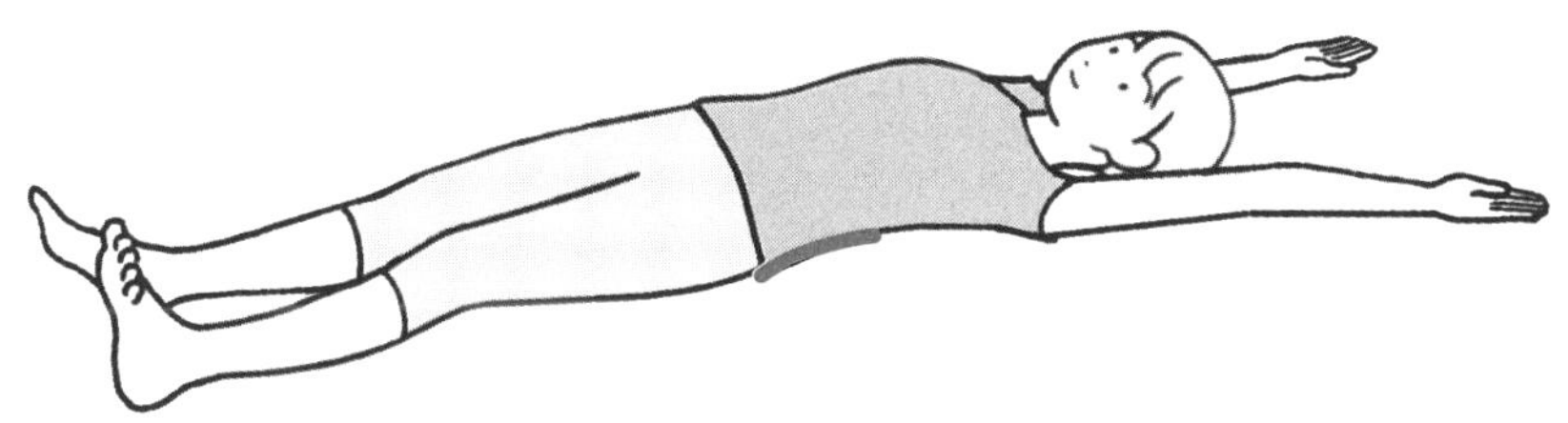

ひじを軽く伸ばして、両腕を上げる。ろっ骨をグーッと持ち上げるようなイメージで、腰のアーチが自然とできているか確認しながら行う。

3

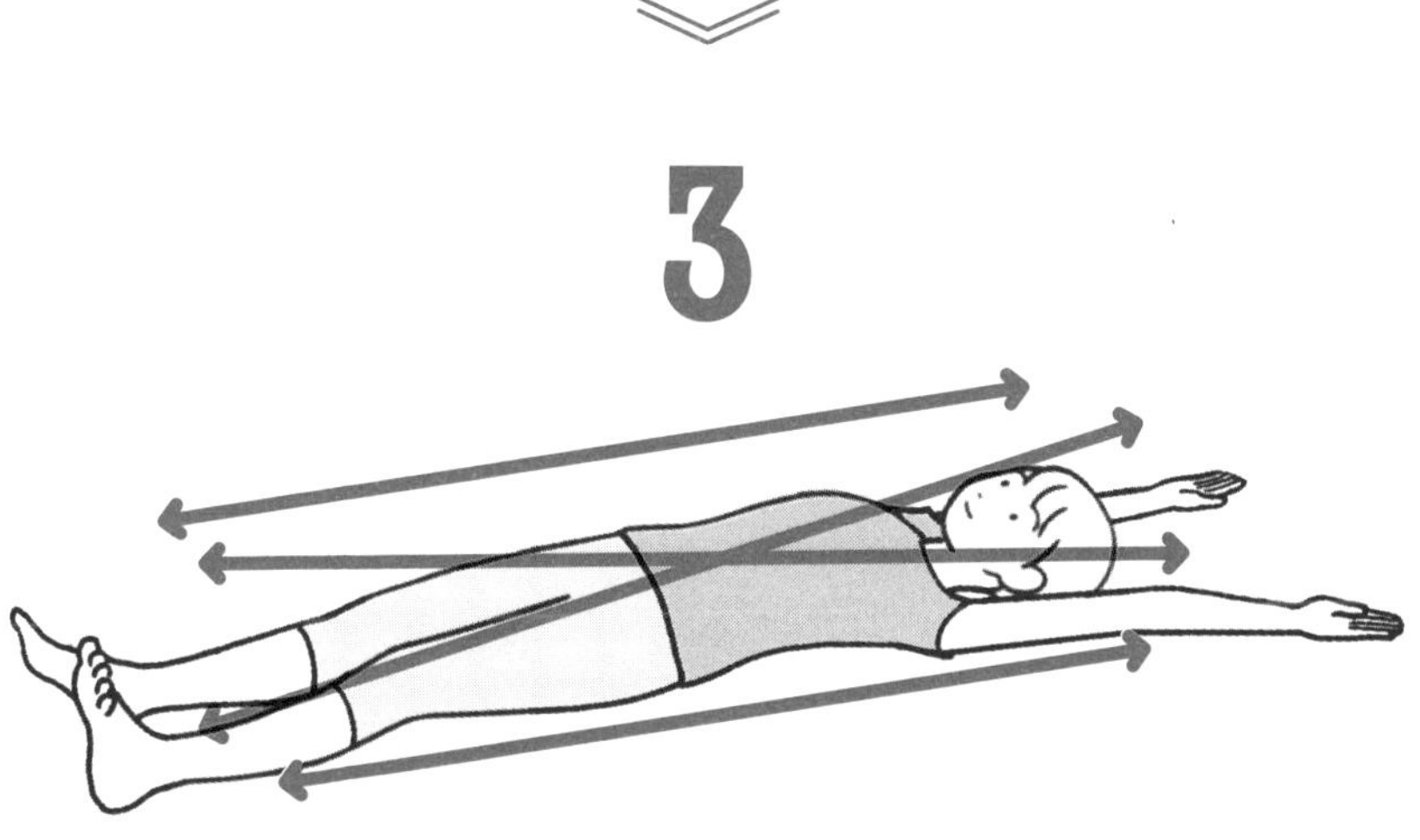

左手と左足を引っ張り合うようにゆっくり伸ばし、3呼吸分キープしてから力をゆるめる。右側も同様に。手足を使って背骨のすぐ脇を伸ばすことを意識する。次に左手と右足、右手と左足を斜めに伸ばす。最後に一番伸びにくかった方向にもう一度伸ばす。

子どもの不調を癒す蒸しタオル

子どもにできる手当てとして一番手軽で即効性が高いのが蒸しタオルです。熱刺激で患部を温めて、冷めていく過程でこわばりをゆるめます。

おなかが痛い

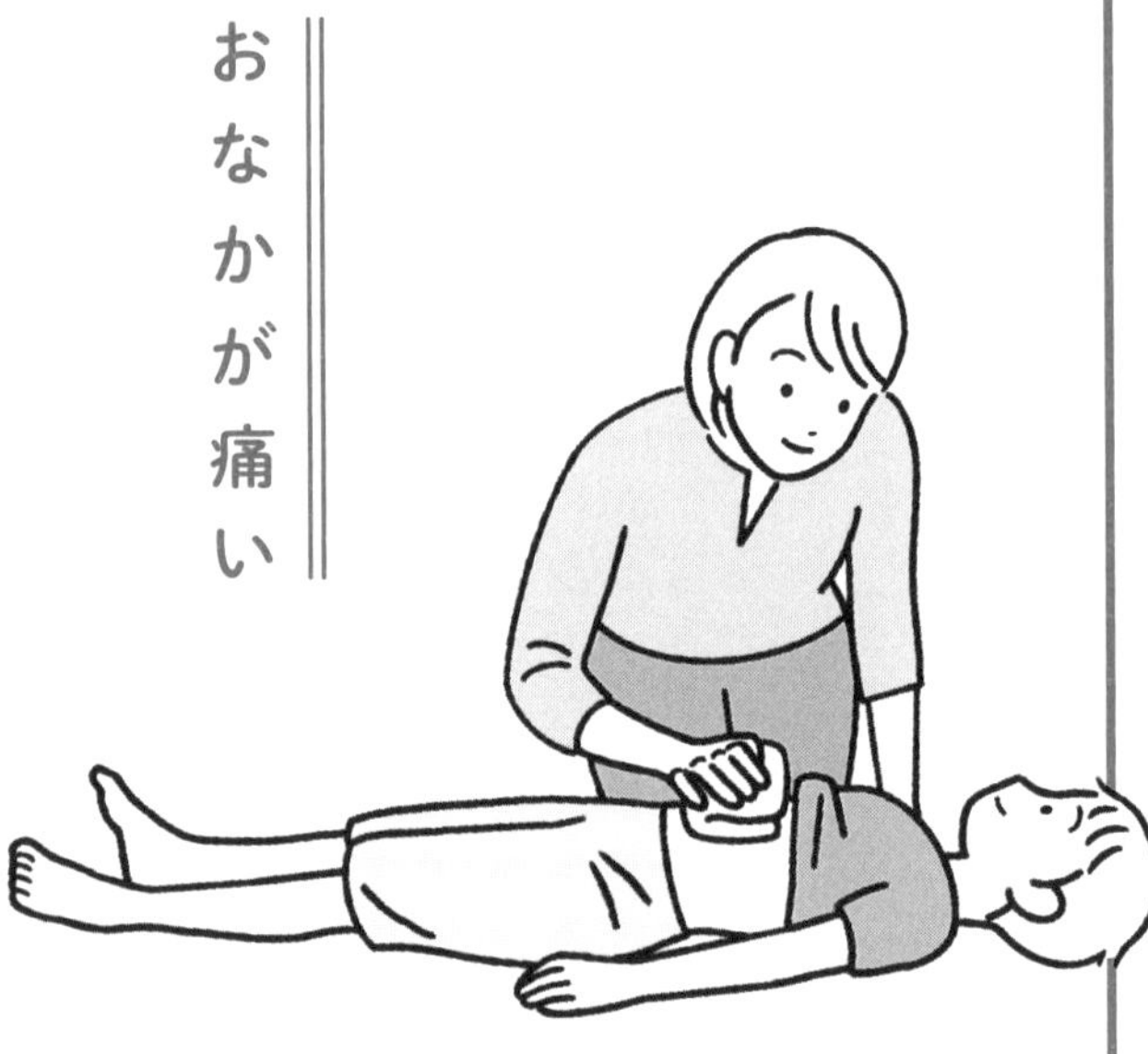

痛いところに直接蒸しタオルを当てる。患部は流れが悪いため赤くなりにくい。蒸しタオルを当てたところがまんべんなく赤くなるまで、3～4回繰り返して当てる。

※赤ちゃんや子どもは大人より間隔を短く、6時間おきに当てる(大人は8時間おき)。温度に敏感なので、熱過ぎないように気をつける。
※蒸しタオルの作り方は48ページ参照

ぐずり・不機嫌

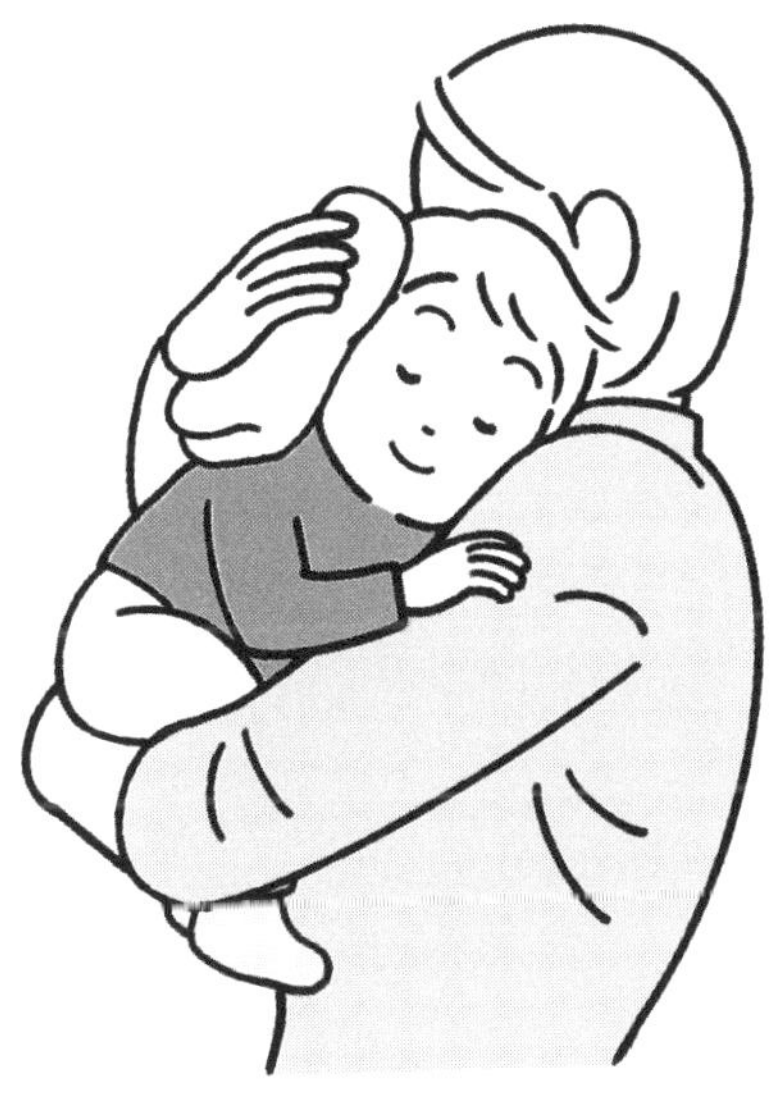

赤ちゃんがいつまでもぐずる、不機嫌でずっと泣いているようなとき、後頭部に蒸しタオルを当てることで安心してすっと泣き止むことがある。

風邪

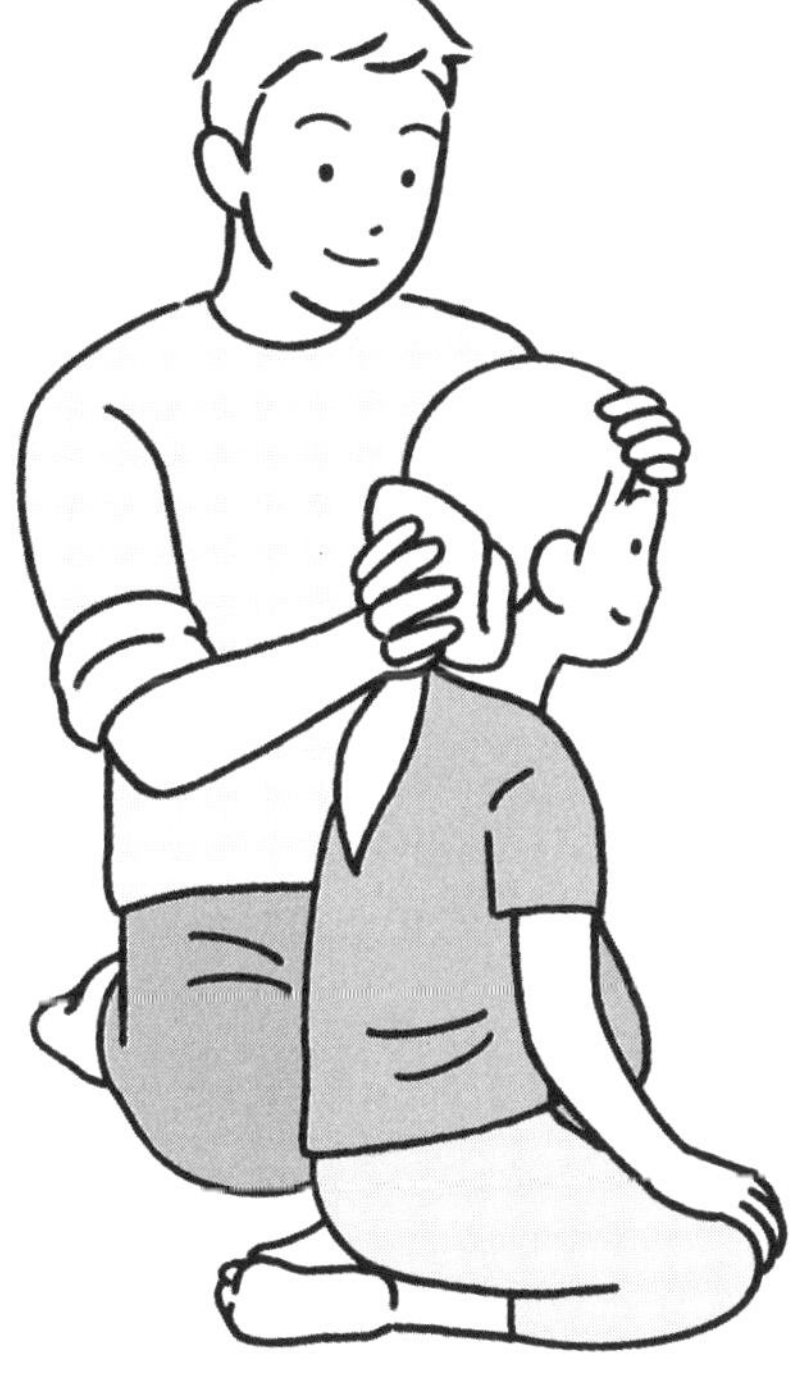

風邪をひいているのに熱が出ず、症状がだらだら続くときには、後頭部のくぼみに蒸しタオルを。熱→温→冷の刺激で自律神経が整う。

3章

思春期と生理

思春期は、反抗期？

子どもが生まれてからしばらくは親子はほぼ一心同体ですが、6歳を超えると子どもたちは徐々に親から離れて行動するようになり、自分自身の考えを持ち始めます。自分の思い通りに子どもが動かないことは、自然で当たり前なこと。親も徐々に手を放してあげることが大切です。

小学校高学年から中学生くらいにかけては、一般的に「反抗期」といわれる時期が訪れます。

「反抗」などというと否定的にとらえてしまいがちですが、これも自立のための大事なステップであり正常な成長をしている証です。「言うことを聞かない」「無視をする」「口が悪くなる」「攻撃してくる」などがその代表例。どれも、親としては看過しがたい態度ですが、**これまで幼少時から、子どもをよく見て、要求を読むことを繰り返してきた成果が実を結ぶのはこの時期です。**

子どもが心の深いところで親を信頼し、「親は自分をわかろうと努めてくれる人だ」「つらいときに味方になってくれる人だ」と思えていたら、会話が少なかろうが、反抗的な態度をとろうが、心配は無用。ある時を過ぎれば、一皮むけた姿を見せてくれるはずです。多感なこの時期、親はもちろん、いけないことには「いけないよ」と伝えながらも、どっしりと構えて、見守りながら一定の距離を保ちましょう。どんな時も子どもを信じ、それを言葉や態度で伝えながら、要求されるサポートを続けることです。

子どもがキレたら

思春期にある子どもは、勉強、人間関係、部活動などさまざまなストレスにさらされています。からだが疲れ、こころもいっぱいいっぱいになっている状況では、ちょっとした行き違いで簡単に感情が決壊してしまうことも。

キレる子どものからだは、ろっ骨やみぞおちが硬くなっていて、心身に余裕がない状態が見て取れます。感情抑圧点（77ページ）**がゆるむとこころがふとラクになる**ので、C体操（36ページ）や上腹部への蒸しタオルもおすすめ。落ち着いた時にでも、蒸しタオルを差し出してみましょう。

小さいころから蒸しタオルや体操が日常にあったなら、スムーズに受け入れてくれるかもしれません。

子どもが好戦的な態度でくると、親もつい感情のペースを乱してしまいますが、そんな時もできるだけ落ち着いて対応したいものです。

子どもの行動には子どもの理由があることを理解し、「したいことがあるのでは」「悩みがあるのでは」「からだに不調があるのでは」と、**いつも子どもを主体にして考えるようにしましょう。小さい時から子どものからだのサインを読み解いてきた成果がここでも生きてきます。**

助け舟を出すべきか、それとも今はそっとしておくべきなのか……。親がどうすべきかは、子どもが態度や言葉で教えてくれているはずです。

どんな時も子どもからのサインを受け止めるために必要なのは、やはり親のからだがゆるんでいること。深息法（38ページ）や脊椎行気法（40ページ）を習慣にして、どんな時もうろたえず、どっしりと構えていられるように、こころとからだを整えておきましょう。

男の子がとくに気をつけたいこと

年齢が上がるにつれ、活発度を増していく男の子。6歳を超え、10歳を超えと成長していくにつれ、からだも大きく、動きもダイナミックになっていきます。

3つのアーチがしっかりとあり、からだの中心がつくられていれば、スポーツに打ち込むにしても上達が早く、ケガをする危険をぐんと減らすことができます。

一方で**腰が下がって骨盤が広がってしまうと、きれいに歩けずひざの内側に力が入り、ひざが痛むことがあります。**ひずみが先へと進むと、かかとが痛くなることも。男女にかかわらず起こりうる症状ですが、比率でいうと成長率の高い男子に多いようです。

これを「成長痛」だからと対策しないことが多いかとは思いますが、痛みには必ず原因があります。**よく聞かれる「ねんざぐせ」も、片方の腰が下がっていることが一因。**バランスの崩れから、いつも同じ方の足をくじいてしまうのです。大本を解消しない限り、何度でも同じところをケガしてしまいます。

普段からこうもり様体操（100ページ）などで、からだの軸を保つ微調整を心がけましょう。足の疲れを感じたら足湯を、手に違和感があればひじ湯（32ページ）をするなど、大事に至る前にできることがあります。

大きくなれば自分で習慣化することができ、それは**「自分で自分のからだのコンディションを整えることができる」という自信にもつながります。**その自信が、新たなこと、少し難しいことにも挑戦していけるこころの基盤となっていくことでしょう。

ただ、まだからだは未完成であることを忘れてはなりません。どこかに痛みが出たり、部分的な疲れが残るようであれば、スポーツクラブでも、部活でも、無理をせず適度に休んで回復させることが大切です。その方がずっと、上達が早いのです。

また時折「どんどん食べろ」と指導する監督者がいますが、無理に食べさせるのは間違いです。食べ過ぎはからだに大きな負担のかかること。かえってパフォーマンスが下がってしまいます。食事は少なめぐらいの方がからだは動きやすいのです。

子どもが自分で自分のからだの声を聞けるようになると、安心ですね。決して大人が無理強いしてはいけません。

女の子がとくに気をつけたいこと

からだは成長するにつれ、とくに骨盤を中心に男女差が大きくなっていきます。女性の骨盤は男性と比べて幅が広く、横長で、少し前傾しているのが特徴。これは、出産の時に赤ちゃんをスムーズに通すため。**骨盤の可動性は、妊娠・出産、そして生理のある女性特有のからだのしくみです。**

今、世界はジェンダーギャップをなくすために大きく変わり始めています。男女が平等であるべきことは当然です。けれどもどうしても、からだのつくりが違うことは事実。男女の骨格と筋肉の違いから、硬く締まった男性の骨盤は多少からだに負荷がかかってもあまり影響がありません。けれども**可動性のある女性の骨盤は、どうしても外圧に弱く、とくに成長期に過剰な負荷をかけると後々にまで不調を引きずってしまうことも。**ですから、成長期に激しいスポーツをすることを、井本整体ではおすすめしていません。

もちろん、過度でなければスポーツは心身によい影響を与えます。男の子の場合と同様、痛みや疲れが出たら無理をせず、体操や蒸しタオルでメンテナンスをして、きちんと休むことを心がけましょう。骨盤が開いている生理の時期も、過度の運動は控えましょう。

生理は本来「気持ちいいもの」

女の子は、8～16歳くらいの間に初潮が起こり、生理が始まります。

この生理について、当事者である女の子が正しい理解でつき合っていくのは、とても大切なことです。ぜひ親御さんも一緒に正しい知識を身につけましょう。

まず、生理は本来、ラクなものです。生理中は、**多少頭がボーッとするものですが、下腹部痛や頭痛といった生理痛や、PMSは起こらないのが自然。**生理にともなう骨盤の動きがスムーズであれば、生理はむしろ気持ちいいものなのです。

生理のしくみをもう少し詳しく説明しましょう。

女性のからだは、約4週間のあいだに、卵子を育て、排卵し、生理で排泄することを繰り返しています。排卵が終わってから生理が始まるまでに骨盤が少しずつ開き、生理の時に開き切って、生理終了とともに骨盤は閉じます。

こうした骨盤の開閉がスムーズにできれば、ホルモンバランスも崩れにくく、生理にともなう不調は起こりません。生理周期も安定し、出血も4日ほどですっきりとおさまります。

逆に、生理前にイライラしたり、**生理中に腰痛や頭痛が出る場合は、骨盤の開閉がなめら**

かにできていない結果なのです。

生理痛はなぜ起こる？

本来スムーズに開閉するはずの骨盤の動きが悪くなるのは、さまざまな原因がありますが、腰の下がりもそのひとつです。

腰のアーチがなくなると、骨盤が下がり、腰まわりの筋肉も硬直。すると**生殖器をつかさどる腰椎4番の動きが悪くなり、骨盤内臓にも影響が及び、ホルモン分泌がうまく行われなくなってしまいます。**骨盤の開閉がスムーズにいかないと、それを回復させようとして余分な力が働き、痛みが起こります。

生理中に激しいスポーツをしたり、おなかを冷やしたりするのもよくありません。生理中は骨盤が開き切って無防備なため、この時期に無理をすると骨盤を閉じる動きに支障をきたし、次の生理に影響が出ます。

また、骨盤の動きは、肩甲骨や後頭部とも連動しています。生理中は、骨盤とともに肩甲骨や後頭部も開きます。後頭部が開いているときは、ボーッとしがち。**生理中に眠気があったり、もうろうとしがちなのはこのためです。**頭に受ける刺激が骨盤に影響するため、この間に頭髪を洗わないようにした人が、ＰＭＳを克服したという例もあります。

生理は月に一度のチャンス

ここまで読むと、「生理ってやっぱり大変！」と思ってしまうかもしれませんね。でも、見方を変えると、**女性には毎月からだを調整するチャンスがある**と前向きにとらえることもできるでしょう。

風邪と同様、生理は「破壊と建設」のチャンス。生理で子宮をリセットして、からだをリフレッシュできること、骨盤からからだを変えられることは、女性のからだだけができることです。

自分の生理としっかり向き合えると、ホルモンバランスが整って、肌つやがよく、血色がよく、頭も冴えます。お子さんにもそのメリットを説明して、親子で同じ方向を見て、健やかなからだづくりにのぞめたらいいですね。

生理と骨盤開閉の関係

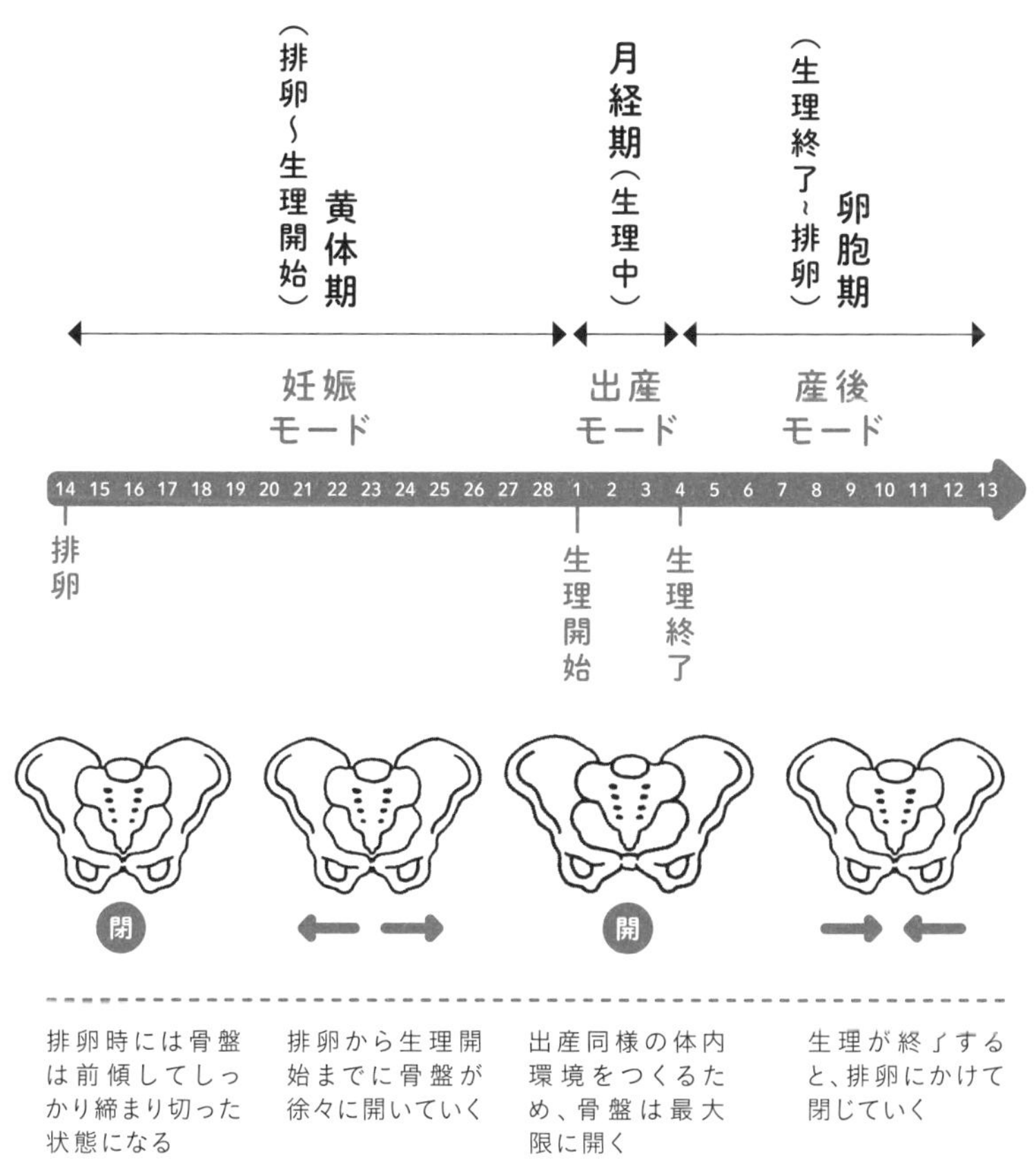
黄体期（排卵～生理開始）
月経期（生理中）
卵胞期（生理終了～排卵）
妊娠モード
出産モード
産後モード
14 15 16 17 18 19 20 21 22 23 24 25 26 27 28 1 2 3 4 5 6 7 8 9 10 11 12 13
排卵
生理開始
生理終了
閉
開
排卵時には骨盤は前傾してしっかり締まり切った状態になる
排卵から生理開始までに骨盤が徐々に開いていく
出産同様の体内環境をつくるため、骨盤は最大限に開く
生理が終了すると、排卵にかけて閉じていく

骨盤からからだを変える女の子のための体操

生理が始まった女の子にぜひ取り入れてほしいのが、産後のお母さんのページで紹介した、**内転筋を使った骨盤挙上体操**です。44ページでは、産後に開いた骨盤を閉じる目的で紹介していますが、生理後も同じ。生理で開いた骨盤は、生理終了とともに次の排卵に向けて閉じるモードに入ります。この閉じる動きをサポートするのがこの体操の目的。

生理が終了する頃にこの体操を取り入れて、きちんと美しい形で骨盤を締めていきましょう。生理が始まって5日経ってもだらだらと出血が続くのは、骨盤の締まりが悪い証拠。この体操が効果的です。

骨盤を正常な位置に戻す腸骨体操（162ページ）もおすすめです。腰が下がると、上からの負荷を腸骨が受け止めきれず、股関節周辺の筋肉が固まってしまいます。腰に力を集めることで腰のアーチの感覚を取り戻し、ゆがんだ骨盤を整えるのがこの体操の狙いです。**整体スクワット**（104ページ）も同じような効果があるため、やりやすい方から取り入れてみましょう。

ＰＭＳがつらい場合は、仙骨呼吸法（１６４ページ）で、症状を緩和しましょう。仙骨は子宮や卵巣、腸、膀胱などと関係が深い場所。仙骨の働きをよくすることで背骨の硬直を解き、自律神経のバランスを整えます。

骨盤の状態が整うと、自然に生理痛はなくなりますが、それでも**生理中に腰の重だるさや痛みがつらい時は、骨盤呼吸法**（１７０ページ）をやってみましょう。骨盤に息を入れるようなイメージで呼吸をして、骨盤の緊張をほぐします。寝た姿勢でできるので、生理中でも無理なく行えます。

また、生理中にイライラしてしまう場合は、蒸しタオルが効果的。後頭部、上丹田、へその上のいずれかに蒸しタオルを当て、「一番気持ちいい」と感じる場所に行います（49ページ）。蒸しタオルを繰り返すうちに、気持ちが和らいでくるはずです。

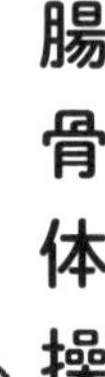

腸骨体操

股関節周辺の筋肉をゆるめ、腰に力を集めてアーチの感覚を取り戻す体操。骨盤を正しい位置に整え、生理のトラブルを防止します。

うつ伏せに寝て、顔は左右どちらかに向ける。

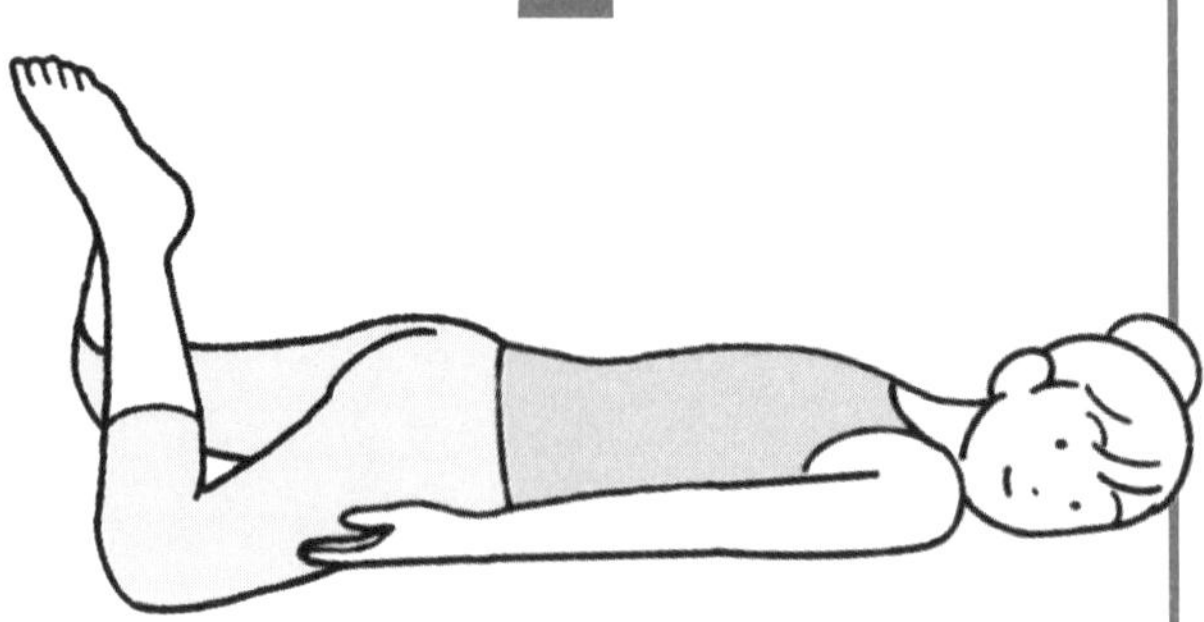

両足を腰に軽く力が入るところまで開く。ひざを曲げて、足の裏を軽く合わせる。

※妊娠中の方は行わないでください。

3

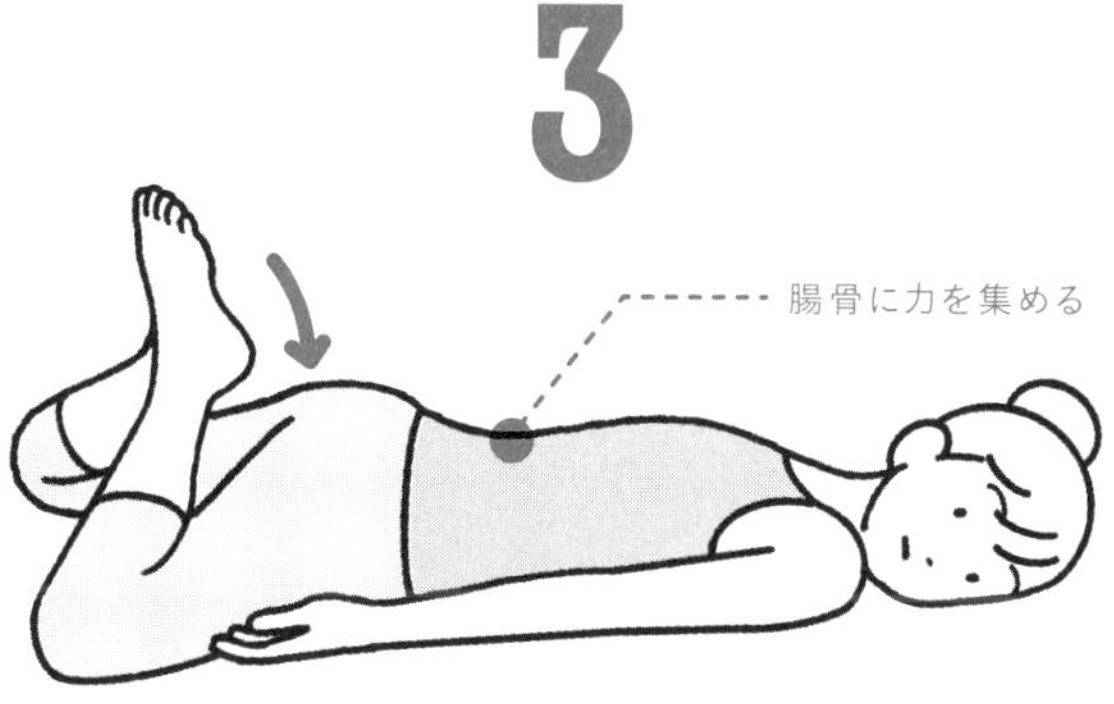

かかとをできるだけお尻に近づけ、つま先を天井方向に向けて腸骨に力を集める。

4

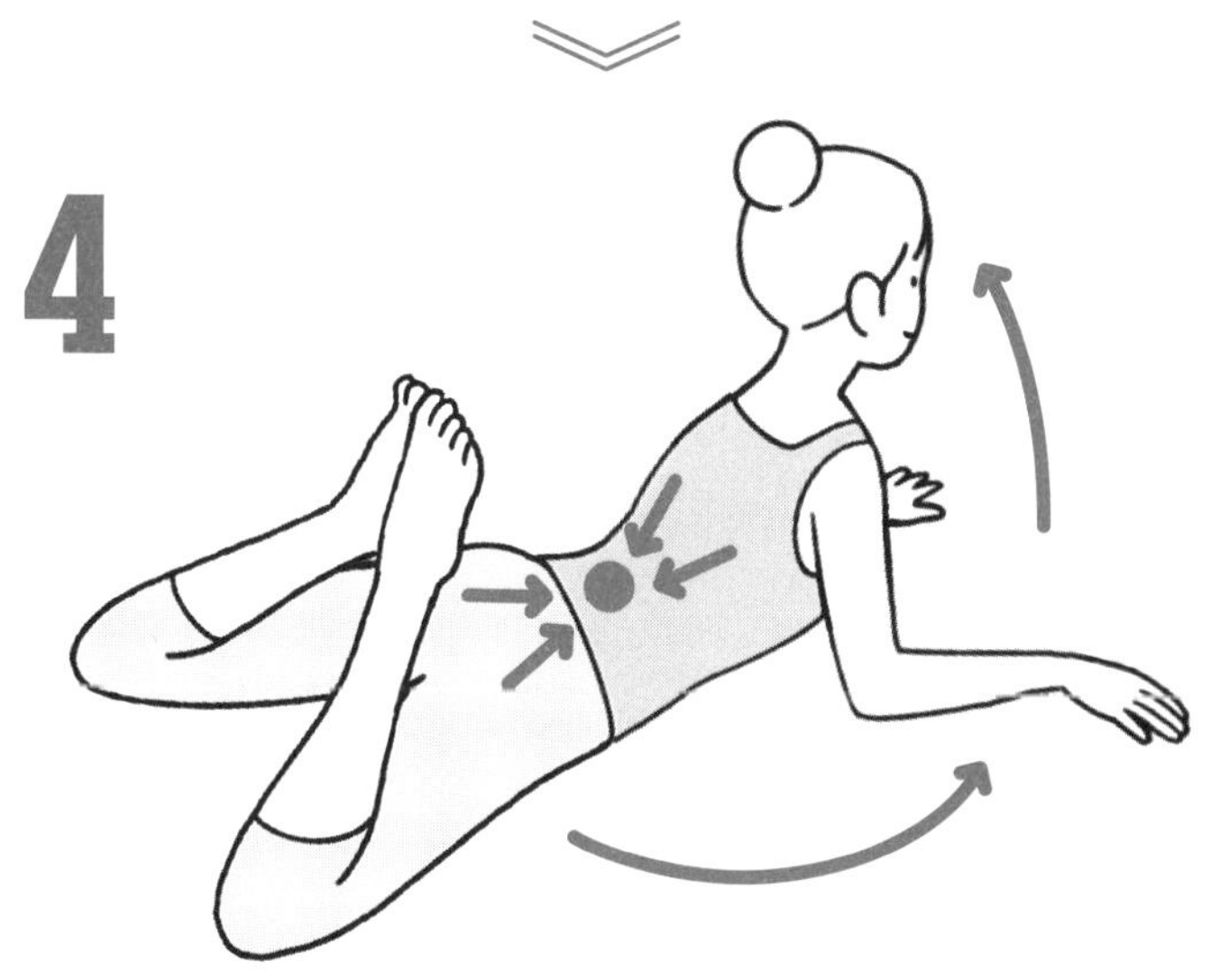

3で力が集まりにくい人は両腕を円を描くように床をすべらせて肩上まで上げ、上体を起こしてひじで支える。上半身も使って腸骨に力を集めていく。

仙骨呼吸法

仙骨（骨盤の中央にある逆三角形の骨）に酸素を入れるようなイメージで行う呼吸法。生理に関する不調を和らげます。

《 1

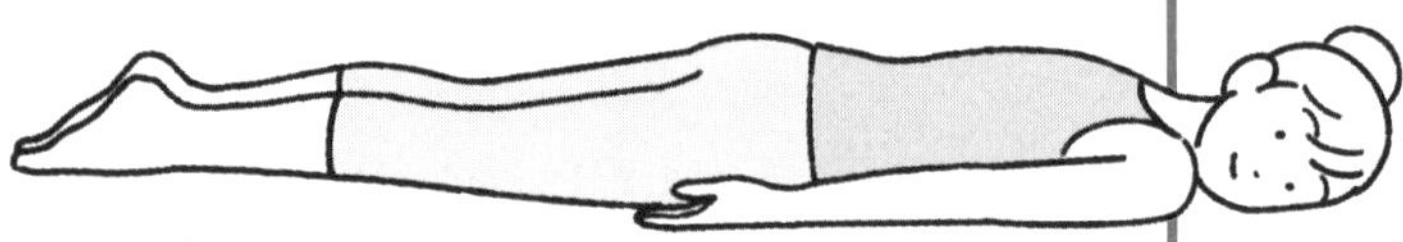

うつ伏せに寝て、顔は左右どちらかに向ける。

2

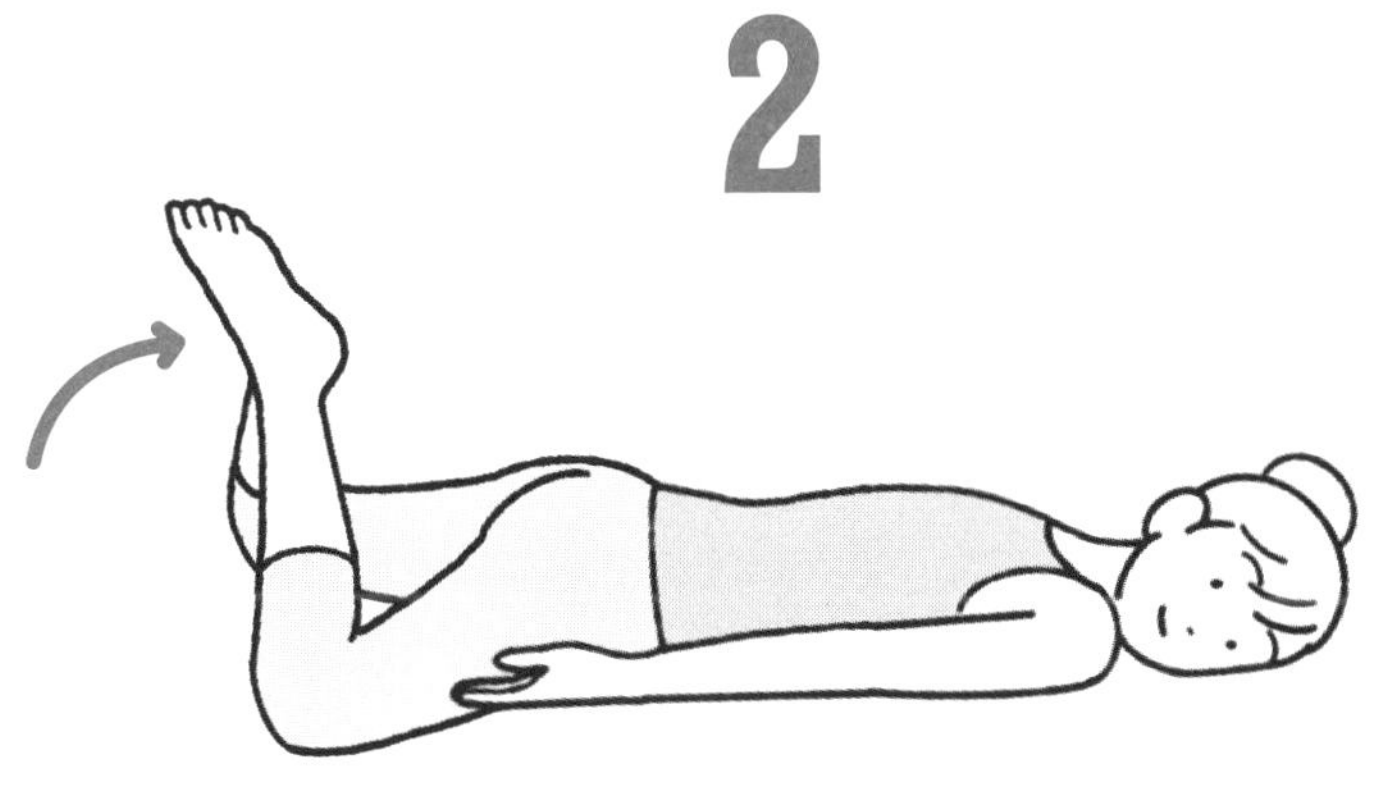

両足を軽く開いてひざを曲げ、足の裏を軽く合わせる。

3

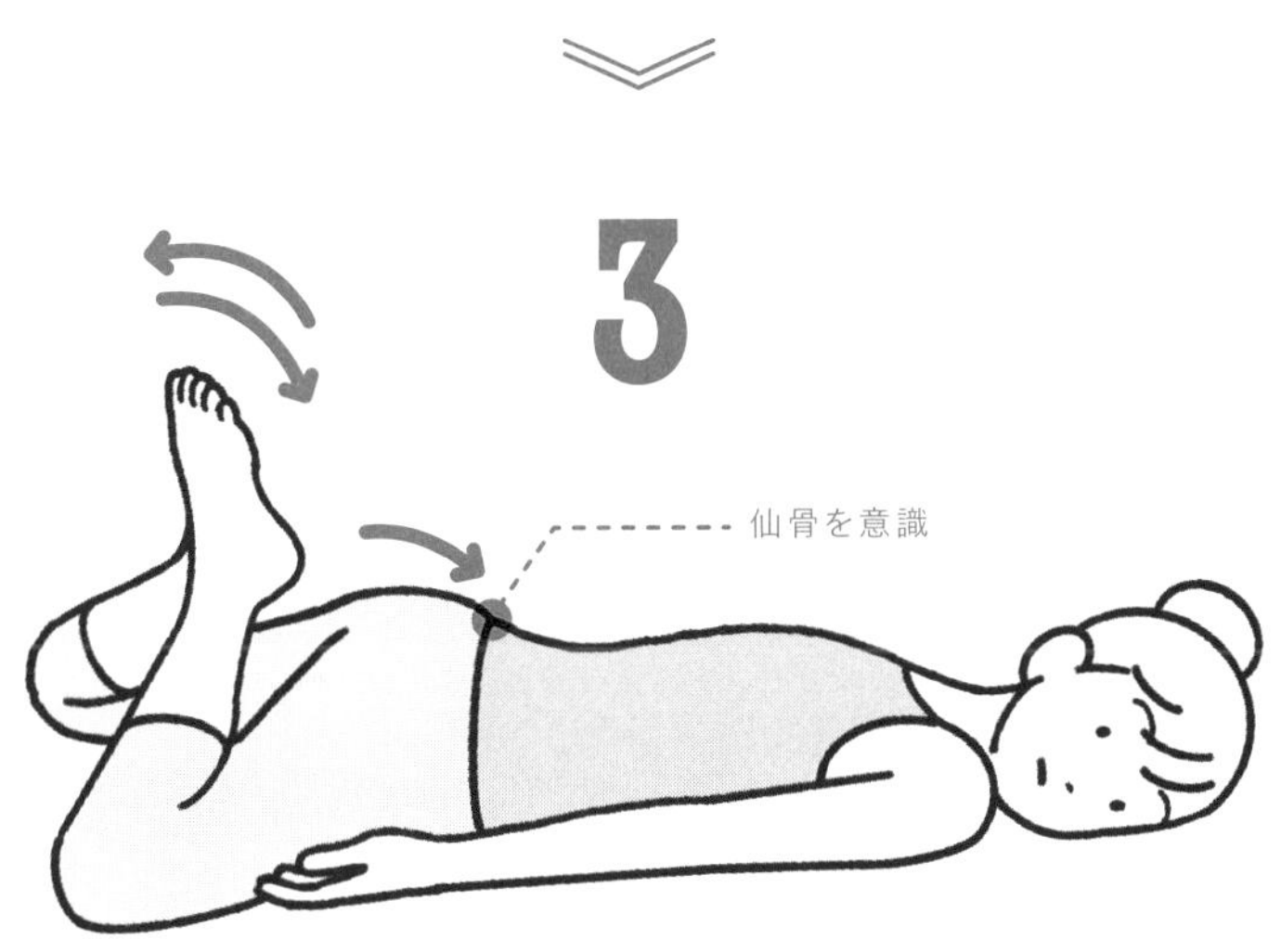

息を吸う時にかかとをお尻に近づけ、吐くときに遠ざける。仙骨の下から上に呼吸を通すようなイメージで息を吸い、吐く時も仙骨が上がった状態をキープするようなイメージで。1分ほど続ける。

からだを整えて妊娠するために

ここからは、妊娠に向けてのからだづくりについてお伝えしていきましょう。

10代のお子さんには早いと思われるかもしれませんが、**子どもがほしいと思ったときに自然に妊娠できるからだであるためには、毎月の生理をきちんと重ねていくことが大事**です。お母さん方のなかには、ご自身の経験から「多少の生理痛はあって当たりまえ」という考えがあって、お子さんの生理痛を軽んじてしまうことがあります。放置すると、子宮内膜症や子宮筋腫などの不調を見逃すことにもつながりかねません。

女性にとって生理は健康と美容のバロメーター。**生理痛が重い、周期が不安定など、生理の異常をそのままにせず、早めに対処することが肝心**です。若いうちからこうした習慣が身についていると、20代、30代と大人になってからでも、からだからの悲鳴をきちんとキャッチできるようになります。毎月の生理が順調だと、望んだときに授かりやすいからだになり、また出産も、産後もラクになります。

出産するしないにかかわらず、生理が女性の健康を左右するのは確か。しばらく先の話にはなりますが、順調に生理を重ねられていると、40代後半から50代前後に訪れる更年期もラクに過ごすことができます。

生理を正常に重ねるためには、**骨盤が正しい位置にあり、骨盤内にある子宮が正常に機能することが大事**です。そのためには、腰が上半身の負荷を受け止めるだけの弾力を持っていることが必要になります。

過度な運動や無理なダイエットもよくありません。強いストレスで自律神経が正常に機能しなくなると、女性ホルモンもアンバランスになります。

対策としては、やはり、腰にアーチがあり弾力がある正しい姿勢を保つことです。こうもり様体操（100ページ）や整体スクワット（104ページ）で日頃から腰に力を集める練習をしておくと、骨盤の位置も改善し、ストレスに対しても強いからだになります。さらに、腸骨体操（162ページ）で骨盤を整えること、生理が終了する頃に内転筋を使った骨盤挙上体操（44ページ）を行って、その都度しっかりと骨盤を閉じることもお忘れなく。

とはいえ、体操はすべて行うのが大変なら、やりやすいものから取り入れればＯＫ。自分で自分のからだを整えるという意識を持つことが、何より大切です。

しっかりした母体とは？

妊娠前に、からだのコンディションを整えておけるのが理想です。**母体づくりにおいて大切なのは、呼吸器がしっかりしていて下腹まで深い呼吸が入ること、背骨に弾力があり、お尻がしっかりと上を向いていること、上手に汗がかけるからだであること、節目節目で熱が出せ、からだをリフレッシュさせていること**、などです。

妊娠前のお母さんのからだづくりがしっかりしていると、妊娠期間もラクにたのしく過ごすことができます。

妊娠中の食事に気を遣う方が多くいらっしゃいますが、からだがしっかりしていると、おなかの赤ちゃんが要求するものを自然と食べたくなるため、何を食べようかと頭を悩ませることがなくなります。

また妊娠中は骨盤への影響を考えて、自転車の運転や階段の上り下りをなるべく控えます。

妊娠前後の母体づくりをしっかりできると、出産もスムーズにいきやすいもの。呼吸器が丈夫なたくましい子どもが生まれます。発達の過程で、３つのアーチも自然と形成されやすくなります。

胎教と呼吸法

妊娠がわかったら、おなかの中の赤ちゃんにどんどん話しかけましょう。新しいひとつの命を感じながら、ひとりの人格をそこに認めながら話しかけることが大切です。

胎教というと何か音楽を聞かせたり、本を読み聞かせたりすることを想像しますが、**お母さんの話しかけに勝る胎教はありません。**子どもの生きる力は、まだ無意識の胎児の時にお母さんからの話しかけによってはぐくまれます。

話しかけと同時に導気も大切です。おなかに軽く手を当て、手のひらで呼吸をするような感覚で意識をそこに集中します。やさしく温かな気持ちを注げるといいですね。

こうやって**胎児の時から話しかけ、気の交流をさせた赤ちゃんは、生まれてからも、ちゃんと話が通じます。**コミュニケーションが取りやすく、丈夫で、好奇心旺盛な赤ちゃんが多いと実感しています。

また、妊娠中のお母さんと赤ちゃんのための呼吸法として骨盤呼吸法（170ページ）がおすすめです。おなかの赤ちゃんに酸素を届けるような気持ちで行います。呼吸法を行った後には、赤ちゃんがよく動くというお母さんもおられますよ。

骨盤呼吸法

妊娠中に体調がすぐれない時でも無理なく行える呼吸法。骨盤の働きがよくなり、赤ちゃんにたくさんの酸素を届けることができます。

《 1

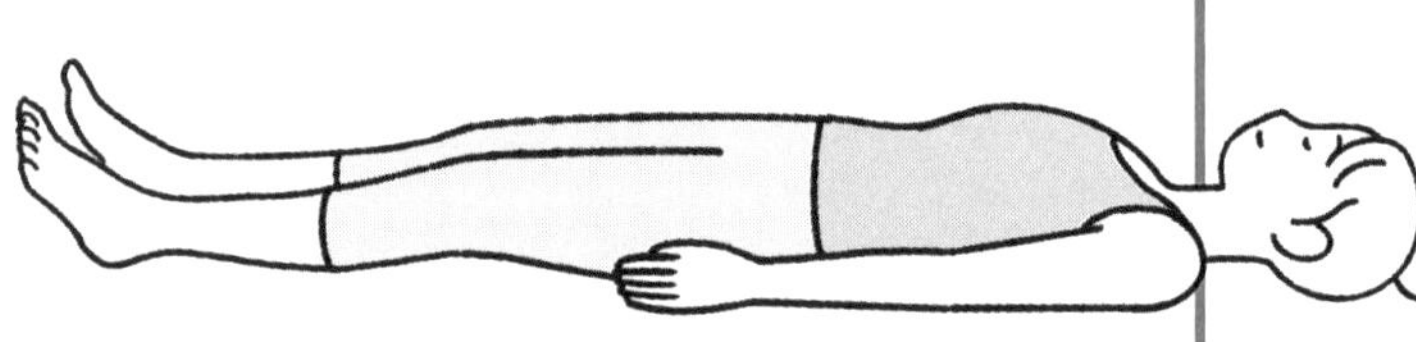

仰向けに寝て目を閉じる。脚は伸ばした状態で。

2

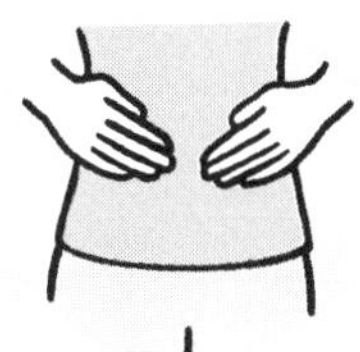

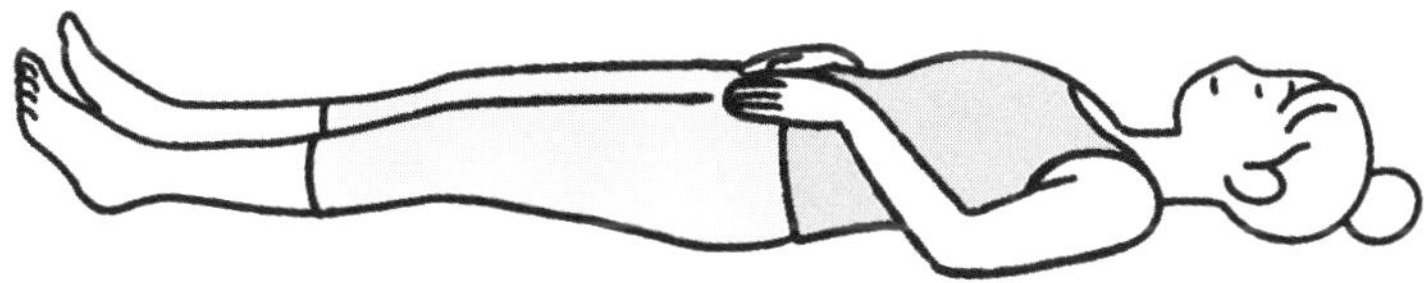

両手のひらを骨盤の内側に当てる。

3

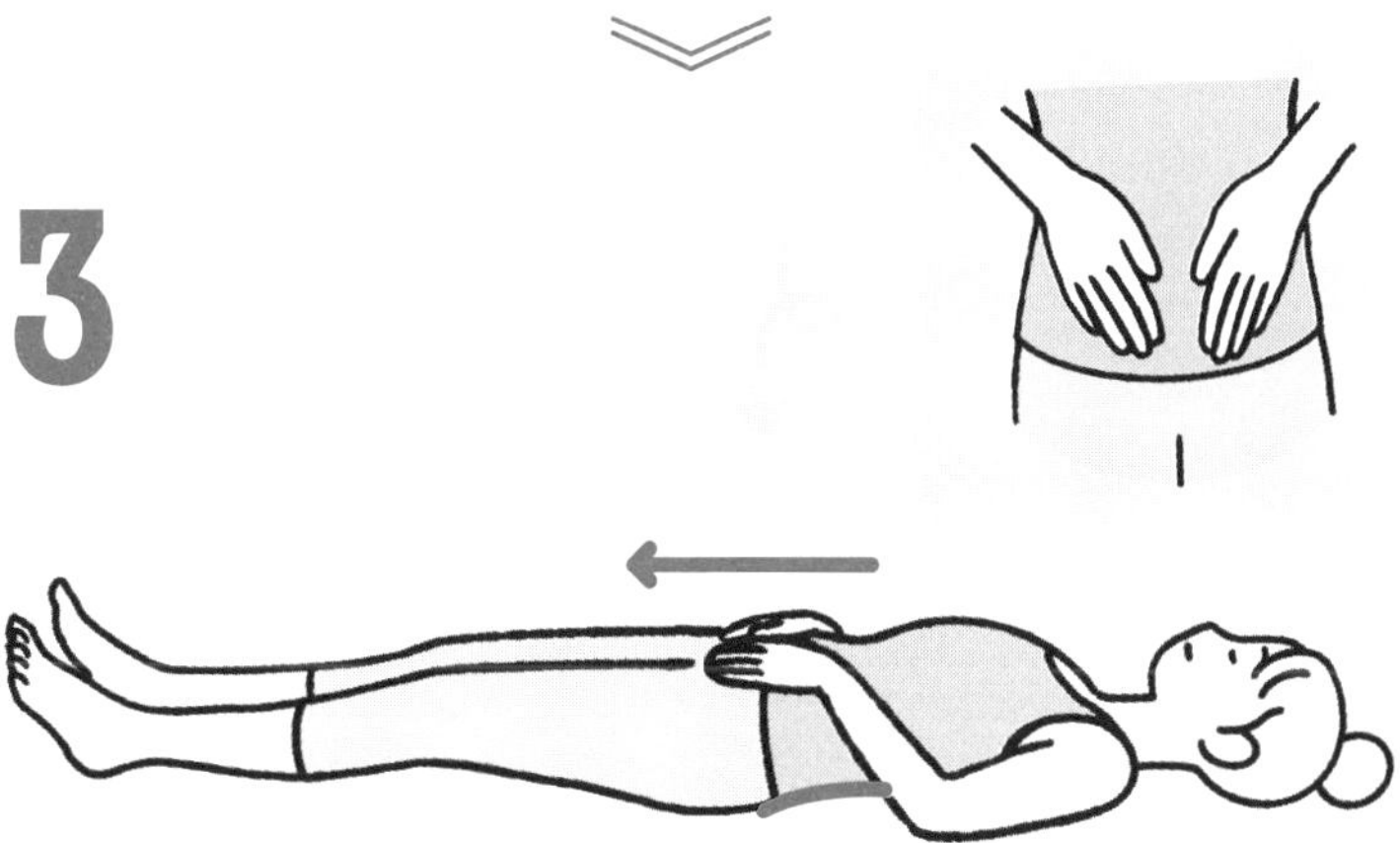

骨盤で息をするようなイメージで大きく息を吸いながら手のひらを少しずつ下へすべらせる。手を元の位置に戻しながら息を吐く。これを1分ほど繰り返し、だんだんと下の方へ呼吸を入れていく（この時、自然と腰のアーチができてくる）。

安心させられるものを親が持っていること

親御さんが笑う、いつも笑顔があると、赤ちゃんもそれにつられて笑います。

親御さんがいつも怒っていると、いつも不機嫌な子どもに成長します。

「あなたはかわいいね、かわいいね」と言って育てると、本当にかわいい子に育つものです。

赤ちゃんがおなかにいる時、お母さんが精神的に悩んでいたりすると、生まれた子どもが、なにかの拍子に眉間にぐーっとしわを寄せることがあります。

そんな時、こころに灯火をつけるようなつもりで、眉間に気を送ってみます。子どものこころに気持ちのよい気を入れて、それからにこっとすることを教えていくのです。

眉間がゆるむと同時にこころもゆるんで、その途端に笑顔が出ます。

眉間や目というのは、その人のこころを、生きる力を表すのです。

動物は自分の子どもを舐めて安心させます。

人間の場合も、安心させるものをやはり親が持っていることが大切です。とくに人間は言葉が発達しましたから、言葉でそういうことを教えてやるのです。


子どもの教育で一番大事なことは、気の交流ができるかどうかです。

子どもは、嬉しい時は走ります。楽しい時もからだをめいっぱい動かします。のびのびと動くことができていれば、からだも自然とよく育ちます。子どもの心身を丈夫に育てるためには、からだづくりでもあり、こころづくりでもあります。

こころが整っていれば、からだも自然と整ってくるのです。

井本邦昭

人体力学・井本整体の講座について

東京・千駄ヶ谷の東京本部および大阪、札幌、福岡では、講座や定期的なセミナーを開催しています。案内をご希望の方は、電話、ファックス、電子メールにて東京本部まで資料をご請求ください。パンフレットと井本整体機関誌『原点』を1部ずつ無料でお送りいたします。また、本書掲載の体操は、各人に応じたセッティングをするとより効果的です。各地で専門指導員による体操の指導会を開催しておりますので、詳しくは東京本部までお問い合わせください。

お問い合わせ

人体力学・井本整体　東京本部

〒151-0051 東京都渋谷区千駄ヶ谷1-25-4
Tel.03-3403-0185　Fax.03-3403-1965
メール genten@imoto-seitai.com
ホームページ www.imoto-seitai.com

人体力学・井本整体　徳山室

〒745-0034　山口県周南市御幸通り2-6
タンブラウンビル4階
Tel.0834-31-1538　Fax.0834-21-1239

※連絡先などは都合により変更する場合があります。

井本邦昭 いもとくにあき

人体力学・井本整体主宰。医学博士。
1944年山口県生まれ。5歳から、整体指導者だった父・良夫氏の手ほどきを受ける。その後、ヨーロッパで鍼灸を指導しながら、スイス、ドイツで西洋医学を学ぶ。帰国後、東京と山口で整体指導を続けながら、東京・千駄ヶ谷に本部道場を設立。日本のみならず海外でも、整体法の普及および後進の育成に努める。主な著書に『弱った体がよみがえる 人体力学』(高橋書店)、『体の痛み・不調が消える!「呼吸」力学』(主婦と生活社)、『介護に役立つ人体力学』(小社刊)、『失われた体の力がよみがえる 免疫力学』(世界文化社)などがある。

協力/砂塚美樹、矢代清香、山田みえの、ラアルふみ、伊藤美智子(井本整体)

ブックデザイン 岩永香穂(MOAI)
装丁イラスト 山本祐布子
本文イラスト 中谷聖子
DTP 宇田川由美子
校正 西進社
執筆協力 矢島史
編集 茶木奈津子(PHPエディターズ・グループ)

こころとからだの感性をみがく

子育て整体

2021年8月31日 第1版第1刷発行

著者 井本邦昭
発行者 岡修平
発行所 株式会社PHPエディターズ・グループ
〒135-0061 江東区豊洲5-6-52
☎03-6204-2931
http://www.peg.co.jp/
発売元 株式会社PHP研究所
東京本部 〒135-8137 江東区豊洲5-6-52
普及部 ☎03-3520-9630
京都本部 〒601-8411 京都市南区西九条北ノ内町11
PHP INTERFACE https://www.php.co.jp/
印刷・製本所 図書印刷株式会社

ISBN978-4-569-85004-7